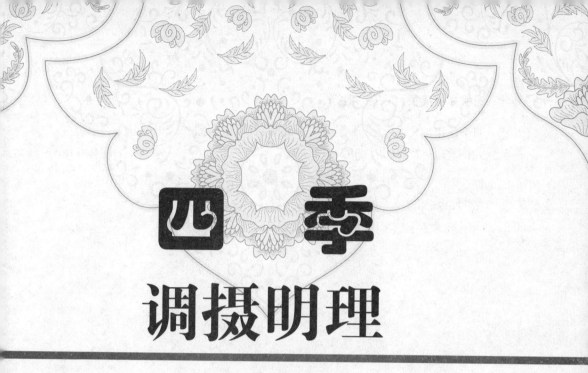

四季
调摄明理

主 编 王蕾 杨铮

学苑出版社

图书在版编目（CIP）数据

四季调摄明理/王蕾，杨铮著. —北京：学苑出版社，2016. 10
ISBN 978 – 7 – 5077 – 5074 – 4

Ⅰ. ①四… Ⅱ. ①王… ②杨… Ⅲ. ①养生（中医）– 基本知识
Ⅳ. ①R212

中国版本图书馆 CIP 数据核字（2016）第 197801 号

责任编辑：黄小龙
出版发行：学苑出版社
社　　　址：北京市丰台区南方庄 2 号院 1 号楼
邮政编码：100079
网　　　址：www. book001. com
电子邮箱：xueyuanpress@ 163. com
销售电话：010 – 67601101（销售部）67603091（总编室）
印　刷　厂：北京画中画印刷有限公司
开本尺寸：787 × 1092　1/16
印　　　张：9. 5
字　　　数：159 千字
版　　　次：2016 年 10 月第 1 版
印　　　次：2016 年 10 月第 1 次印刷
定　　　价：38. 00 元

《四季调摄明理》
编 委 会

主　审　段延萍　李世增

主　编　王　蕾　杨　铮

副主编　高连印　刘仁慧

编　委　(按姓氏笔画排序)

　　　　王永强　王雨桐　王　蕾　刘仁慧

　　　　刘迎新　安　辰　沈红涛　陈　诚

　　　　杨　铮　段延萍　姚晓泉　高连印

内容提要

　　四季养生是根据春、夏、秋、冬四季更替和气候特征的变化，运用相应的养生手段以提高人体对气候环境变化适应能力的养生方法。编者以中医药理论为指导，结合现代医学的研究成果，分析了四季养生的机理及其和五脏的关系，并摘录分析了古代医籍中关于四季养生的重要经文，尤其阐释了"春夏养阳，秋冬养阴"的意义。中医养生方法丰富多彩，本书主要从精神养生、起居养生、运动养生、饮食养生、按摩保健、常见病多发病的防治及养生注意事项等方面介绍了一年四季中与衣、食、住、行有关的一套完整的养生方法。养生是一个综合效应，只有采取科学的养生之道，多法并举，才能在一年四季中保持身体健康。

前　言

中医养生学是在中医理论指导下，研究人类生命规律，寻找增强生命活力，预防疾病的一门实用学科，是中医学不可分割的重要组成部分。在21世纪的今天，随着社会的快速发展，生活节奏的加快，工作压力的不断增大，加之环境污染日益严重，人们越来越意识到，选择一种健康的生活方式和生活态度非常重要。因此，人们对中医药保健知识的需求也越来越强烈。四季养生是指顺应自然界春、夏、秋、冬四季的变化，通过不同的调护方法，达到健康防病的目的。四季养生是中医养生学的重要内容之一，对人类的健康养护起着非常重要的指导作用。但由于中医药理论深奥难懂，难于被理解和接受。这对中医养生保健知识的学习和传播是不利的。

作为北京市属院校的首都医科大学中医药学院担当起了中医药文化教育和宣传的社会责任。2009年，我们得到北京市教委科技创新平台项目资助，开展了"中医药文化教育资源库"（http：//tcm. sres. bjedu. cn/）的建设工作，以高校师生和社会大众为对象，利用多媒体、数据库等现代技术，形象、生动、互动地介绍中医药知识，拉近中医药与民众的距离，传播传统文化常识，提升公民人文素养，服务于民众健康。中医药文化教育资源库分杏林春秋、生命认知、本草汤液、养生调护四个栏目。我们采取边建、边用、边更新的方式，到2014年底，陆续建设完成22个主题包。2013年我们又得到北京市教委精品视频公开课专项资助，邀请了三位中医药知名专家讲授了《脾胃养生》、《体质养生》和《四季养生》视频公开课。本书以段延萍教授讲授的《四季养生》视频公开课为蓝本编写，共分为六章，第一章为四季养生概论；第二章为四季养生古代名家论要；第三章为春季养生；第四章为夏季养生；第五章为秋季养生；第六章为冬季养生。本书由段延萍主审，王蕾和杨铮负责编写。其他作者详见于各章之后。感谢首都医科大学现代教育技术中心及所有参与过相关工作的所有同道。本书可能存在很多不足之处。望广大读者和业界人士提出宝贵意见和建议。

首都医科大学中医药学院　王蕾　杨铮

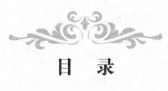

目 录

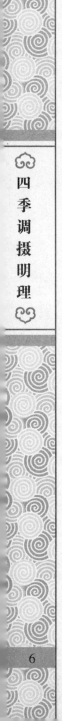

四季调摄明理

第一章　四季养生概论

四季养生是在中医理论指导下确立的。人体的生理机能和病理变化，时刻受到自然和社会两方面的影响。人类就是在适应和改造自然与社会环境的斗争中维持着机体的生命活动。因此中医养生，不仅仅是对人体自身内环境进行调理，更重要的是要保持内外环境之间的协调平衡。四季养生就是维护二者间协调平衡的养生方法，也是中医"治未病"的具体体现。

一、四季养生的含义

四季养生，是顺应自然界春、夏、秋、冬时令节气的变化规律，运用相应的养生手段借以提高人体对气候环境变化适应能力的养生方法。中医养生方法丰富多彩，包括了精神调养、体育锻炼、饮食调养、起居调摄、药物调理等等。养生禁忌单一方法，它是一个综合的效应，多法并举，才能相得益彰，比如精神轻松愉快是所有养生方法中最根本最重要的，与此同时还当注意调理起居饮食，选取符合自身情况的锻炼方法，只有这样才会取得理想的效果。如果行为单一，或只在饮食上大做文章，或只注重体育锻炼，忽视其他，顾此失彼，必将前功尽弃，一事无成。提高人体对气候环境变化的适应能力，从根本上讲就是通过以上多种养生方法来提高人体的正气。

所谓正气，是相对邪气的称谓，指一身之气，即人体内具有抗病、祛邪、调节、修复等作用的一类细微的物质。这类物质充足，人体抗病、祛邪、调节、修复能力则强，反之则弱。而这类物质的产生又依赖于脏腑经络的生理功能，二者之间相辅相成。一般而言，正气旺盛，脏腑经络组织器官功能正常，气血充足，人体就表现出勃勃生机，健康阳光，适应外环境能力强，就能少生疾病，健康长寿。《黄帝内经》对此进行了高度的概括："正气存内，邪不可干"（《素问遗篇·刺法论》），"邪之所凑，其气必虚"（《素问·评热病论》）。

所谓邪气，泛指一切致病因素，包括内生邪气和外感邪气。对外界的邪气，我们要尽量避免其侵犯人体。《素问·上古天真论》告诫我们："虚邪贼风，避之有时。"如果出现严重的雾霾天气，出门要戴口罩，而老年人尤其是患有呼吸道疾病的人就要尽量少出门或者不出门。

二、四季养生的机理

《素问·四气调神大论》曰："夫四时阴阳者，万物之根本也。故阴阳四时者，万物之终始也，死生之本也，逆之则灾害生，从之则苛疾不起，是谓得道。"这段经文对四季养生的机理进行了很好的诠释。自然源于阴阳二气的运动，自然界阴阳的消长才有了春夏秋冬四时季节气候的变化。人是自然的产物，人体阴阳消长若能顺应自然变化而变化，就能在自然界很好地生存，违逆自然规律就会导致疾病的发生。

人在长期生活实践中对自然变化已经产生了适应能力，也就是说，自然变化可以直接或间接对人体产生影响，而人对自然变化可以做出相应的生理调节反应，如《灵枢·五癃津液别》说："天暑衣厚则腠理开，故汗出……天寒则腠理闭，气湿不行，水下留于膀胱，则为溺与气。"即天气炎热，人体会进行自我调节，毛孔开张汗多尿少；天气寒冷，毛孔闭塞汗少，体内代谢的废水就从尿液中排除，保证人体体温的恒定及水液代谢的平衡，使人能在自然界中很好地生存。人体气血也会随气候的变化而变化，表现在脉象上是春弦、夏洪、秋毛、冬实的规律性变化，即脉象春夏洪大，秋冬沉小，诚如《素问·脉要精微论》所说："四变之动，脉与之上下。"《灵枢·岁露》的"人与天地相参也，与日月相应也"，也说明人的生理机能与自然变化息息相关，其变化与自然同步。自然变化并非日日风调雨顺，有时也会反常，那么如何顺应，就是摆在我们面前的严峻问题。

在中医病因学中，六淫是导致外感病的主要致病因素。要理解六淫，首先要了解六气。自然界中存在风、寒、暑、湿、燥、火六种正常的自然界气候，它们随着春、夏、秋、冬四时季节的交替、更迭，分别出现在相应的季节中，被称为六气。六气是万物生长的条件。人体在生活过程中，对自然界气候变换产生了一定的适应能力，并能随自然气候变化进行自我调节，所以六气不易使人发病。但水能载舟，亦能覆舟，自然发生反常变化超过机体所能适应调节的限度，或人体本身正气不足，对正常气候变化不能做出相适应的调节反应，就会导致疾病的发生。当六气太过或不及，或非其时而有其气，如夏季应热而反冷，冬季应寒而反温，或者气候骤变，出现暴寒酷热，超过人体所能适应调节的限度，就会导致疾病的发生。这种情况下的六气就称之为六淫。所以六淫是风、寒、暑、湿、燥、火六种外感病邪的统称，是反常的六气。

当然异常的气候并非可以导致所有人发病。如前所述，机体正气旺盛，对异常气候的变化也可以做出相应的调节而不得病。反之，气候基本正常，也会有人因为体质较弱，适应能力低下而得病。此时，对患病机体而言，正常的六气仍称之为六淫。从中可知，是否得病与机体正气强弱密切相关。如果平时注重因时养生，就可以增强正气，提高机体对外环境的适应能力，从而减轻六淫对人体的损害。

此外，大自然赋予人们赖以生存的美好环境，但随着工业化的发展，尾气、废气大量的排放，空气、水源的污染，过度开采、砍伐等对自然环境造成了破坏，直接影响了人体的健康。所以四季养生的内容还包括提倡低碳生活，美化环境等内容，希望每个人都能从我做起，从一点一滴做起，为四季养生提供良好的空间环境。

对病人来说，在疾病发展过程中，或某些慢性病恢复期中也往往因为气候剧变或季节交替而使疾病加重、恶化或久病复发，如关节疼痛往往在寒冷时节或阴雨天加重。也有一些疾病由于症状加重而能预感到天气即将发生变化或季节要交替。所以患有疾病者也要跟随气候变化进行调理。

三、四季养生的原则

《素问·四气调神大论》指出："春夏养阳，秋冬养阴。"这是中医四季养生的基本原则，就四季养生而言，我们不能孤立、割裂地看待每一个季节，每一个季节与其他季节之间都有千丝万缕的联系。

在自然界，每一个季节变化都在为下一个季节的变化做准备。人体亦然，如明代名医张景岳根据阴阳互根的原理，认为阴阳各以对方的存在为己所存在的前提和根据。阴以阳生，阳赖阴长，春夏养阳是秋冬养阴的基础，秋冬养阴是春夏养阳的基础、若春夏不能养阳者，过食生冷寒凉必伤其阳；阳不制阴，以致秋冬多患痎疾、泄泻之类的病证；秋冬不能养阴者，房事过度往往损伤肾中阴精，阴不制阳，以致春夏多患火热之证。张介宾在《景岳全书》中说："善补阳者，必于阴中求阳，则阳得阴助而生化无穷；善补阴者，必于阳中求阴，则阴得阳升而泉源不竭。"也就是说只有春夏阳气调养的好，阳气不受损，有足够的储备，才能发挥推动、激发、温煦、防御、固摄等功能，以保证脏腑、经络等组织器官能进行正常的功能活动，这样秋冬才能有能力防御外邪。秋冬注重保养阴精，阴精不外耗就能够充分滋养机体，脏腑协调，气血充足，为春夏人体损耗提供充足的物质资源。寓防于养，是因时养生法中的一项积极主动的养生原则。

对"春夏养阳，秋冬养阴"这句话，历代医家也有不同的见解。王冰认为养即制也。春夏阳盛，故宜食寒凉以制其亢阳；秋冬阴盛，故宜食温热以抑其盛阴，通过互制达到护养。张志聪认为春夏阳盛于外而虚于内，故当养其内虚之阳；秋冬阴盛于外而虚于内，故当养其内虚之阴。上述各说，均从不同角度阐叙了原文精神，扩大了养生防病的范围。今人据此进一步提出许多新观点，如春夏调理心肝，秋冬调理肺肾说；以及冬病夏治，夏病冬治说等。

"春夏养阳，秋冬养阴"是养生原则，其内涵甚广，当从衣、食、住、行、精、神、情志等方面考虑，因人、因时、因地制宜，不可拘泥一法。临床防病的"三伏贴"就是应用了古人提出的"冬病夏治，夏病冬治"理念，将其运用到临床的具体体现，也说明现代中医注重"读经典，做临床"，挖掘其精髓，造福于人类的重要性。

四、四季养生的共性

精神调摄：常年保持良好心态，淡泊名利，缓解压力，心情愉悦。

起居调理：保证良好睡眠，根据气候变化调整衣着。

锻炼身体：一年四季均可进行广播操、太极拳、游泳、慢跑、散步、气功等符合大众身体状况的锻炼。

饮食调养：常年可以食用五谷，以面、米为主。小麦甘平，养心安神，除烦。粳米有补中益气、健脾和胃等功能。另外每天适当食用诸如玉米、燕麦、荞麦等可以补充膳食纤维，增加微量元素，促进肠胃蠕动，弥补米面不足。果蔬以季节性果蔬为好，如春天的香椿、野菜等；夏天的黄瓜、西红柿；秋天的梨子、玉米；冬天的大白菜、红薯等。瘦肉、奶、蛋、鱼可以常年食用。

中医四季饮食养生均主张杂、鲜、淡。《素问·脏气法时论》曰："五谷为养，五果为助，五畜为益，五菜为充，气味合而服之，以补精益气。"从中可知粗精并用，荤素搭配是中医学一贯的主张。新鲜、清洁的食品，其营养成分很容易被消化、吸收，对人体有益无害。张仲景《金匮要略》中指出，

"秽饭、馁肉、臭鱼，食之皆伤人"。常言道，病从口入，如今食品污染已经成为疾病发生的重要原因，在食用时一定要谨慎选择。

《素问·生气通天论》曰："高粱之变，足生大丁。"即长期过食膏粱厚味、肥美精细食品，或饮酒过度，可郁久化热，热炽皮肤肌肉，为痈疽疔疮之患。从现在看高血压、高血脂和高血糖的"三高"症，以及痛风等病变，与饮食过于肥甘厚味有关。

（王蕾，杨铮，段延萍）

第二章　四季养生古代名家论要

一、战国至晋朝时期

《素问·四气调神大论》曰："春三月，此谓发陈，天地俱生，万物以荣，夜卧早起，广步于庭，被发缓形，以使志生，生而勿杀，予而勿夺，赏而勿罚，此春气之应，养生之道也。逆之则伤肝，夏为寒变，奉长者少。夏三月，此谓蕃秀，天地气交，万物华实，夜卧早起，无厌于日，使志无怒，使华英成秀，使气得泄，若所爱在外，此夏气之应，养长之道也。逆之则伤心，秋为疟，奉收者少，冬至重病。秋三月，此谓容平，天气以急，地气以明，早卧早起，与鸡俱兴，使志安宁，以缓秋刑，收敛神气，使秋气平，无外其志，使肺气清，此秋气之应，养收之道也。逆之则伤肺，冬为飧泄，奉藏者少。冬三月，此为闭藏，水冰地坼，无扰乎阳，早卧晚起，必待日光，使志若伏若匿，若有私意，若已有得，去寒就温，无泄皮肤，使气亟夺，此冬气之应，养藏之道也。逆之则伤肾，春为痿厥，奉生者少。""逆春气则少阳不生，肝气内变。逆夏气则太阳不长，心气内洞。逆秋气则太阴不收，肺气焦满。逆冬气则少阴不藏，肾气独沉。""所以圣人春夏养阳，秋冬养阴，以从其根；故与万物沉浮于生长之门，逆其根则伐其本，坏其真矣。"

《素问·生气通天论》曰："春伤于风，邪气留连，乃为洞泄。夏伤于暑，秋为痎疟。秋伤于湿，上逆而咳，发为痿厥。冬伤于寒，春必温病。四时之气，更伤五脏。"

《素问·金匮真言论》曰："东风生于春，病在肝，俞在颈项；南风生于夏，病在心，俞在胸胁；西风生于秋，病在肺，俞在肩背；北风生于冬，病在肾，俞在腰股，中央为土，病在脾，俞在脊。故春善病鼽衄，仲夏善病胸胁，长夏善病洞泄寒中，秋善病风疟，冬善痹厥。故冬不按蹻，春不鼽衄；春不病颈项，仲夏不病胸胁，长夏不病洞泄寒中，秋不病风疟，冬不病痹厥，飧泄而汗出也。""故春气者，病在头；夏气者，病在脏；秋气者，病在肩背；

冬气者，病在四肢。东方青色，入通于肝，开窍于目，藏精于肝。其病发惊骇，其味酸，其类草木，其畜鸡，其谷麦，其应四时，上为岁星，是以春气在头也。其音角，其数八，是以知病之在筋也。其臭臊。南方赤色入通于心，开窍于耳，藏于心，故病在五脏。其味苦，其类火，其畜羊，其谷黍，其应四时，上为荧惑星。是以知病之在脉也。其音徵，其数七，其臭焦。中央黄色入通于脾，开窍于口，藏精于脾，故病在舌本。其味甘，其类土，其畜牛，其谷稷，其应四时，上为镇星。是以知病之在肉也。其音宫，其数五，其臭香。西方白色，入通于肺，开窍于鼻，藏精于肺，故病背。其味辛，其类金，其畜马，其谷稻，其应四时，上为太白星。是以知病之在皮毛也。其音商，其数九，其臭腥。北方黑色，入通于肾，开窍于二阴，藏精于肾，故病在溪。其味咸，其类水，其畜彘，其谷豆，其应四时，上为辰星。是以知病之在骨也。其音羽，其数六，其臭腐。"

《素问·阴阳离合论》曰："生因春，长因夏，收因秋，藏因冬，失常则天地四塞。"

《素问·六节藏象论》曰："心者生之本，神之变也；其华在面，其充在血脉，为阳中之太阳，通于夏气。肺者，气之本，魄之处也；其华在毛，其充在皮，为阳中之太阴，通于秋气。肾者主蛰，封藏之本，精之处也；其华在发，其充在骨，为阴中之少阴，通于冬气。肝者，罢极之本，魂之居也；其华在爪，其充在筋，以生血气，其味酸，其色苍，此为阳中之少阳，通于春气。脾、胃、大肠、小肠、三焦、膀胱者，食廪之本，营之居也，名曰器，能化糟粕，转味而入出者也，其华在唇四白，其充在肌，其味甘，其色黄，此至阴之类，通于土气。"

《素问·诊要经终论》曰："春刺散俞，及与分理，血出而止。甚者传气，间者环也。夏刺络俞，见血而止。尽气死循环，痛病必下。秋刺皮肤循理，上下同法，神变而止。冬刺俞窍于分理，甚者直下，间者散下。春夏秋冬，各有所刺，法其所在。春刺夏分，脉乱气微，入淫骨髓，病不能愈，令人不嗜食，又且少气。春刺秋分，筋挛逆气环为咳嗽，病不愈，令人时惊，又且哭。春刺冬分，邪气着藏，令人胀，病不愈，又且欲言语。夏刺春分，病不愈，令人解堕。夏刺秋分，病不愈，令人心中欲无言，惕惕如人将捕之。夏刺冬分，病不愈，令人少气，时欲怒。秋刺春分，病不已，令人惕然，欲有所为，起而忘之。秋刺夏分，病不已，令人益嗜卧，且又善。秋刺冬分，病不已，令人洒洒时寒。冬刺春分，病不已，令人欲卧不能眠，眠而有见。冬刺夏分，病不愈，气上发为诸痹。冬刺秋分，病不已，令人善渴。"

《素问·脉要精微论》曰："春应中规，夏应中矩，秋应中衡，冬应中权。"

《素问·平人气象论》曰："春胃微弦曰平，弦多胃少曰肝病，但弦无胃曰死。胃而有毛曰秋病，毛甚曰今病。脏真散于肝，肝脏筋膜之气也。长夏胃微软弱曰平，弱多胃少曰脾病，但代无胃曰死，软弱有石曰冬病，弱甚曰今病。脏真濡于脾，脾藏肌肉之气也。夏胃微钩曰平，钩多胃少曰心病，但钩无胃曰死，胃而有石曰冬病，石甚曰今病。脏真通于心，心藏血脉之气也。秋胃微毛曰平，毛多胃少曰肺病，但毛无胃曰死，毛而有弦曰春病，弦甚曰今病。脏真高于肺，以行营卫阴阳也。冬胃微石曰平，石多胃少曰肾病，但石无胃曰死，石而有钩曰夏病，钩甚曰今病。脏真下于肾，肾藏骨髓之气也。"

《素问·玉机真藏论》曰："春脉者，肝也，东方木也，万物之所以始生也，故其气来软弱，轻虚而滑，端直以长，故曰弦，反此者病。""夏脉如钩，何如而钩？岐伯曰：夏脉者心也，南方火也，万物之所以盛长也，故其气来盛去衰，故曰钩，反此者病。""秋脉如浮，何如而浮？岐伯曰：秋脉者，肺也，西方金也，万物之所以收成也。故其气来轻虚以浮，来急去散，故曰浮，反此者病。""冬脉如营，何如而营？岐伯曰：冬脉者，肾也。北方水也，万物之所以含藏也。故其气来沈以搏，故曰营，反此者病。"

《素问·经脉别论》曰："肝主春，足厥阴少阳主治。其日甲乙。肝苦急，急食甘以缓之。心主夏，手少阴太阳主治。其日丙丁。心苦缓，急食酸以收之。脾主长夏，足太阴阳明主治。其日戊己。脾苦湿，急食苦以燥之。肺主秋，手太阴阳明主治。其日庚辛。肺苦气上逆，急食苦以泄之。肾主冬，足少阴太阳主治。其日壬癸。肾苦燥，急食辛以润之，开腠理，致津液通气也。"

《素问·通评虚实论》曰："春亟治经络，夏极治经俞，秋极治六腑。冬则闭塞者，闭塞者，用药而少针石也。"

《素问·厥论》曰："春夏则阳气多而阴气少，秋冬则阴气盛而阳气衰。"

《素问·水热穴论》曰："春者木始治，肝气始生，肝气急，其风疾。"……"夏者火始治，心气始长，脉瘦气弱，阳气留溢，热熏分腠，内至于经。"……"秋者金始治，肺将收杀，金将胜火，阳气在合，阴气初胜，湿气及体阴气未盛。"……"冬者水始治，肾方闭，阳气衰少，阴气坚盛，巨阳伏沉，阳脉乃去。"

《素问·四时刺逆从论》曰："春气在经脉，夏气在孙络；长夏气在肌肉，秋气在皮肤，冬气在骨髓中。"

《素问·气交变大论》曰："木不及，春有鸣条律畅之化，则秋有雾露清凉之政。春有惨凄残贱之胜，则夏有炎暑燔烁之复。其眚东，其脏肝，其病内舍胠胁，外在关节。火不及，夏有炳明光显之化，则冬有严肃霜寒之政。夏有惨凄凝冽之胜，则不时有埃昏大雨之复。其眚南，其脏心，其病内舍膺胁，外在经络。土不及，四维有埃云润泽之化，则春有鸣条鼓拆之政。四维发振拉飘腾之变，则秋有肃杀霖霆之复。其眚四维，其脏脾，其病内舍心腹，外在肌肉四肢。金不及，夏有光显郁蒸之令，则冬有严凝整肃之应，夏有炎烁燔燎之变，则秋有冰雹霜雪之复。其眚西，其脏肺，其病内舍膺胁肩背，外在皮毛。水不及，四维有湍润埃云之化，则不时有和风生发之应。四维发埃昏骤注之变，则不时有飘荡振拉之复。其眚北，其脏肾，其病内舍腰脊骨髓，外在溪谷踹膝。"

按：《黄帝内经》（以下简称《内经》）作为中医学的奠基之作，其从生理、病理、治疗、养生等方面论述了自然界四季气候变化与人体之间的密切关系，体现了四时五脏阴阳的系统结构。

在生理方面，人立于天地之间，一切生命活动均与天地万物息息相关。人体阴阳气血，五脏之气盛衰无不随自然变化而变化。人若要保持健康，很重要的一方面就是要顺应大自然的变化。正常情况下，人体可以通过脏腑的调节功能维持与外界的平衡。所以，只有主动地、积极地使机体适应外界，才可以获得身心健康，从而达到养生的目的。在病理方面，即违反了自然规律，就会导致疾病的发生，而疾病发生部位多与相应脏器有关。这提示我们春季养肝，夏季养心，长夏养脾，秋季养肺，冬季养肾。《内经》同时认为相类应季节发生病变不但会导致相应脏器发生病变，并且根据五行生克乘侮，对相应脏器有所损伤，这些对后世春季养生饮食应"省酸增甘"、夏季"省苦增辛"等均有一定启示。

《素问·上古通天论》中"法于阴阳，和于术数，食饮有节，起居有常，不妄劳作，故能形与神俱，而尽终其天年，度百岁乃去"，为我们提出了养生法则。《素问·四气调神大论》等篇对具体养生方法进行了详细的论述，使我们养生有法可依，有章可循，为后世中医四季养生奠定了基础，指明了方向。另外，据《内经》所述，针刺时也应注意结合时节选取针刺方法和部位等，多为后人所遵循。

二、唐宋时期

《抱朴子养生论》曰："冬朝勿空心，夏夜勿饱食。早起不在鸡鸣前，晚起不在日出后。"

按：本文强调一天的饮食、作息要有规律，特别是冬天早晨不要空腹，夏天晚上不要吃得过饱。现代也要养成三餐定时、只吃七分饱的良好饮食习惯。关于作息方面，强调不要起得太早或太晚，要顺应自然界的规律，起床时间宜于鸡鸣后到日出前的这段时间为佳。

巢元方《诸病源候论》曰："春气温和，夏气暑热，秋气清凉，冬气冰寒，此则四时正气之序也。冬时严寒，万类深藏，君子固密，则不伤于寒。夫触冒之者，乃为伤寒耳。其伤于四时之气，皆能为病，而以伤寒为毒者，以其最为杀厉之气也。即病者，为伤寒；不即病者，其寒毒藏于肌骨中；至春变为温病；夏变为暑病。暑病者，热重于温也。是以辛苦之人，春夏必有温病者，皆由其冬时触冒之所致，非时行之气也。其时行者，是春时应暖而反寒，夏时应热而反冷，秋时应凉而反热，冬时应寒而反温，非其时而有其气。是以一岁之中，病无少长，多相似者，此则时行之气也。""病在肝，愈于夏；夏不愈，甚于秋；秋不死，待于冬；起于春。""病在心，愈于长夏；长夏不愈，甚于冬；冬不死，待于春；起于夏。""病在脾，愈在秋；秋不愈，甚于春，春不死，待于夏；起于长夏。""病在肺，愈在冬；冬不愈，甚于夏；夏不死，持于长夏；起于秋。""病在肾，愈在春；春不愈，甚于长夏；长夏不死，待于秋；起于冬。""此谓四时之间，忽有非节之气，伤人而成病也。如春时应暖而反寒，夏时应热而反冷，秋时应凉而反热，冬时应寒而反温。言此四时通行此气，一气之至，无问少长，病皆相似，故名为时气也。"药王孙思邈在《备急千金要方》中提出"春冻未泮，衣欲下厚上薄，养阳收阴，继世长生，养阴收阳，祸则灭门"。

按：每个季节有其易感的时邪，如冬季易感寒邪，夏季易感暑邪。感邪之后，有当时发病的，也有藏于肌骨之中后发的。此文中最值得关注的是巢氏提出了疾病的起始、痊愈、加重、死亡等病理过程与四季五脏的关系。非其时有其气则容易爆发瘟疫，如春时应暖反寒，夏时应热反冷，秋时应凉反热，冬时应寒反温。因此要注意防护。

宋·陈直《养老奉亲书》曰："春属木，主发生。宜戒杀，茂于恩惠，以顺生气。春，肝气旺，肝属木，其味酸，木能胜土。土，属脾，主甘，当春之时，其饮食之味，宜减酸、益甘，以养脾气。肝气盛者，调嘘气以利之。顺之，则安；逆之，则少阳不生，肝气内变。春时，阳气初升，万物萌发。正、二月间，乍寒乍热。高年之人，多有宿疾，春气所攻，则精神昏倦，宿患发动。又复经冬已来，拥炉熏衾，啖炙饮热，至春成积，多所发泄，致体热头昏，膈壅涎嗽，四肢劳倦，腰脚不任，皆冬所发之疾也，常宜体候。若稍利，恐伤脏腑。别主和气，凉膈化痰之药消解。或只选食治方中性稍凉、利饮食，调停与进，自然通畅。若别无疾状，不须服药。常择和暖日，引侍尊亲，于园亭楼阁虚敞之处，使放意登眺，用摅滞怀，以畅生气；时寻花木游赏，以快其意。不令孤坐、独眠，自生郁闷。春时，若亲朋请召，老人意欲从欢，任自邀游，常令嫡亲侍从，惟酒不可过饮；春时，人家多造冷馔、米食等，不令下与；如水团兼粽粘冷肥僻之物，多伤脾胃，难得消化，大不益老人，切宜看承。春时，天气燠暖，不可顿减绵衣。缘老人气弱、骨疏，怯风冷，易伤肌体。但多穿夹衣，过暖之时，一重渐减一重，即不致暴伤也！""夏时属火，主于长养。夏心气旺，心主火，味属苦，火能克金。金属肺，肺主辛，当夏之时，宜减苦、增辛，以养肺气。心气盛者，调呵气以疏之。顺之，则安。逆之，则太阳不长，心气内洞。盛夏之月，最难治摄。阴气内伏，暑毒外蒸，纵意当风，任性食冷，故人多暴泄之患。惟是老人，尤宜保护：若檐下过道，穿隙破窗，皆不可纳凉。此为贼风，中人暴毒。宜居虚堂净室，水次木阴，洁净之处，自有清凉。每日凌晨，进温平顺气汤散一服。饮食温软，不令太饱，畏日长永，但时复进之。渴宜饮粟米温饮、豆蔻熟水。生冷肥腻，尤宜减之。缘老人气弱，当夏之时，纳阴在内，以阴弱之腹，当冷肥之物，则多成滑泄，一伤正气，卒难补复，切宜慎之。若须要食瓜果之类，量虚实少为进之。缘老人思食之物，若有违阻，意便不乐，但随意与之。才食之际，以方便之言解之，往往知味便休，不逆其意，自无所损。若是气弱老人，夏至以后，宜服不燥热、平补肾气暖药三二十服，以助元气，若苁蓉丸、八味丸之类。宜往洁雅寺院中，择虚敞处，以其所好之物悦之。若要寝息，但任其意，不可令久眠。但时时令歇，久则神昏，直召年高相协之人，日陪闲话，论往昔之事，自然喜悦，忘其暑毒。细汤名茶，时为进之。晚凉方归。""秋属金，主于肃杀。秋，肺气旺，肺属金，味属辛，金能克木。木属肝，肝主酸。当秋之时，其饮食之味，宜减辛，增酸，以养肝气。肺气盛者，调气以泄之。顺之，则安；逆之，则太阴不收，肺气焦满。秋时，凄风惨雨，草木黄落。高年之人，身虽老弱，心亦如壮。秋时思念往昔亲朋，动多伤感。季秋之后，水冷草枯，多发宿患，此时人子，最宜承奉，晨昏体悉，举止看详。若颜色不乐，便须多方诱说，使役其心神，则忘其秋思。其新登五谷，不宜与食，动人宿疾。若素知宿患，秋终多发，或痰涎喘嗽，或风眩痹癣，或秘泄劳倦，或寒热进退。计其所发之疾，预于未发以前，择其中和应病之药，预与服食，止其欲发。""冬属水，主于敛藏。冬，肾气旺，属水，味属咸。水克火，火属心，心主苦。当冬之时，其饮食之味，宜减咸而增苦，以养心气。肾气盛者，调吹气以平之。顺之，则安；逆之，则少阴不藏，肾之水独沉。三冬之月，最宜居处密室，温暖衾服，调其饮食，适其寒温。大寒之日，山药酒、肉酒，时进一杯，以扶衰弱，以御寒气，不可轻出，触冒寒风。缘老人血气虚怯，真阳气少，若感寒邪，便成疾患，多为嗽、吐逆、麻痹、昏眩之疾。冬燥煎炉之物，尤宜少食。冬月，阳气在内，阴气在外，池沼之中，冰坚如石，地裂横罅，寒从下起，人亦如是。故盛冬月，人多患膈气满急之疾，老人多有上热下冷之患。如冬月阳气在内，虚阳上攻，若食炙爆燥热之物，故多有壅、噎、痰嗽、眼目之疾。亦不宜澡沐。阳气内蕴之时，若加汤火所逼，须出大汗。高年阳气发泄，骨肉疏薄，易于伤动，多感外疾，惟早眠晚起，以避霜威。晨朝宜饮少醇酒，然后进粥。临卧，宜服微凉膈化痰之药一服。"

按：《养老奉亲书》是我国现存的第一部关于老年养生的中医专著，书中较为详细地阐述了老年人的食疗、起居、精神调摄等，在食养、食治方面颇具特色，比较全面地总结了宋之前的养生理论。本文详述四季中老人如何自我保健，建议春季宜减酸、益甘，以养脾气。登高眺望，肝气舒而诸疾向愈；夏季宜减苦，增辛，以养肺气。凌晨进温平顺气汤散，饮食宜软，忌生冷；秋季宜减辛，增酸，以养肝气。不可让其感怀悲伤，不宜与新登五谷；冬季宜减咸而增苦，以养心气。调其饮食，适其寒温，朝饮醇酒进粥，临卧服微凉膈化痰之药一服。

宋·陈言《三因极一病证方论》曰："春肝脉弦细而长，夏心脉浮大而洪，长夏脾脉软大而缓，秋肺脉浮涩而短，冬肾脉沉濡而滑。各以其时而候旺相休囚，脉息无不及太过之患，故曰平人。平人常气禀于胃，必以胃气为本，取其资成也。合本脏气三分，微似弦洪缓涩沉，则为平脉。若真脏脉见，则不佳矣。""彼春之暖，为夏之暑；彼秋之忿，为冬之怒；四变之动，脉与之应者，乃气候之至脉也。""假如春肝脉，弦多胃少，曰肝病，但弦，无胃气，曰死；若其乘克，春虽有胃气，而有涩脉见，则秋必病；涩甚，则今病。夏心脉，洪多胃少，曰心病，但洪，无胃气，曰死；如乘克见微沉，则冬病；沉甚，则今病。秋肺脉，涩多胃少，曰肺病；但涩，无胃气，曰死；秋见洪，为夏病；洪甚，为今病。冬肾脉，沉多胃少，曰肾病；但沉，无胃气，曰死；冬见濡，为长夏病，濡甚，为今病。

　　长夏脾脉，濡多胃少，曰脾病；但濡，无胃气，曰死；长夏见弦脉，为春病；弦甚，为今病。又如春肝脉，合弦细而长，太过则实强，令人善怒，忽忽眩冒癫疾；不及则微虚，令人胸痛引背，两胁胠满。夏心脉，合洪而微实，太过则来去皆盛，令人身热肤痛，为浸淫；不及则来不盛去反盛，令人烦心，上咳唾，下气泄。秋肺脉，合浮而短涩，太过则中坚傍虚，令人逆气背痛，愠愠然；不及则毛而微，令人呼吸少气，上咯血，下喘声。冬肾脉，合沉而紧实，太过则如弹石，令人解，脊脉痛，少气，不欲言；不及则其去如数，令人心悬如饥，眇中清，脊中痛，少腹满，小便变。长夏脾脉，当沉而濡长，太过则如水之流，令人四肢不举；不及则如乌之喙，令人九窍不通，名曰重强。""夫疫病者，四时皆有不正之气，春夏有寒清时，秋冬亦有暄热时，一方之内，长幼患状，率皆相类者，谓之天行是也。若春时应暖，而清气折之，则责邪在肝，病曰青筋牵；夏时应暑，而寒气折之，则责邪在心，病曰赤脉；秋时应凉，而热气抑之，则责邪在肺，病曰白气狸；冬时应寒，而暖气抑之，则责邪在肾，病曰黑骨温；土无正形，因火而名，故附金木水火而变，病曰黄肉随。"" 凡春分以前，秋分以后，天气合清寒，忽有温暖之气折之，则民病温疫；春分以后，秋分以前，天气合湿热，忽有清寒之气折之，则民病寒疫。治之各有法，不可拘以日数汗下。此且据方论，一体而分。既有寒温二疫，风湿亦宜备论。如己未年，京师大疫，汗之死，下之死，服五苓散遂愈，此无他，湿疫也。以此为法，每年遇有不正之气，即当纪而用之。假如冬合寒，时有温暖之气，则春必患温疫；春合温，而有清凉之气，则夏必患燥疫；夏合热，而有寒气折之，秋必病寒疫；秋合清，而反淫雨，冬必病湿疫。此亦一途而推之，更须以时斟酌，不可偏执。况疫之所兴，或沟渠不泄，淊其秽恶，熏蒸而成者；或地多死气，郁发而成者；或官吏枉抑，怨讟而成者。世谓狱温、伤温、墓温、庙温、社温、山温、海温、家温、灶温、岁温、天温、地温等，不可不究。古法辟之，用屠苏酒，务成子萤火丸、李子建杀鬼煎、老君神明散，皆辟法。"

　　按：陈言承袭前人观点，四时之脉不同而四时治病亦不同。应寒反暖、应暖反寒，必生瘟疫。屠苏酒、萤火丸、杀鬼煎、神明散等可起到一定的预防作用。

北宋·窦材《扁鹊心书》曰："春行夏补，至秋时须服通行药数剂，以泄夏月积热，此语甚讹。""春灸气海，秋灸关元三百壮，口生津液。""春灸气海三百壮，秋灸关元二百壮，日服延寿丹十丸，二月之后，肾气复生。""每夏秋之交，即灼关元千炷，久久不畏寒暑，累日不饥。""凡夏月冷物伤脾，又兼暑气客之，则成燥病，令人发热作渴不止，六脉弦大，乃火热伤肺而津液不能上输也，有脾胃之分。若发燥热而能食者，热在胃也，易治，服全真丹、荜澄茄散而愈。若发燥热不进饮食，四肢倦息，热在脾也，为重，服金液、草神或来复等丹，五日而愈。如作暑治，下以凉药，热虽暂退，必变为中满、洞泄诸证。暑月发热，务分虚实，六脉沉数，饮食如常者，为实热，服薄荷煎而愈；若六脉弦紧，减食倦息者，为虚热，大忌寒凉，宜全真、来复等丹而愈。"

按：本书详细阐述了灸法的补泻方法和注意事项，丰富了中医外治法对于四季养生的内容，如春灸气海以养其气，秋灸关元以温其阳，可保全元真。正确的使用灸法可补益气血，益肾延年。此外，还有夏月伤脾、暑月发热之治法。

元·王好古《此事难知·卷上·三阳气血多少》曰："从地而生者为春气，从天而降者为秋气，九天之上为夏，九天之下为冬。""春不服白虎为泻金也。秋不服柴胡为泻木也，此言体之常。""秋病寒甚，太阳多也，冬寒不甚，阳不争也。春病则恶风，夏病则多汗，汗者皆少阳虚也，其病随四时。""阴阳者子午也，谓荣合水火之称，名曰阴阳也，十二经皆有之，或感得父气，或感得母气而病焉，子午者乾坤也。乾坤包六子，六子附乾坤也，故七十难云：春夏各致一阴，秋冬各致一阳，春夏刺井荣，秋冬刺经合，是各致一阴一阳之义，亦谓井经近乎子午，然当微泻其井，大泻其荣，微补其经，大补其合，或补泻反作，是寒则留之，热则疾之，故微大补泻，以应春食凉。夏食寒，秋食温，冬食热，假令胆病善洁，面青善怒，脉得浮之实大沉之损小，是感得父气为阳中之阳，当于本经中泻火补水，却得浮之损小，沉之实大，是感得母气为阴中之阳，当于本经中泻水补火。"

按：王好古运用八卦之说论述四时养生之道，将八卦与四时养生联系一起。

金·张从正《儒门事亲》曰："春宜宣，以为下夺之药，抑不知仲景曰，大法春宜吐，以春则人病在头故也。"夫春夏则阳多阴少；秋冬则阴壮阳衰。人或恃赖壮勇，纵情嗜欲于秋冬之时，则阳夺于内，精气下溢，邪气上行。阳气既衰，真精又竭，阳不荣养，阴气独行，故手足寒，发为寒厥也。"春之温病，夏之热病，秋之疟及痢，冬之寒气及咳嗽，皆四时不正之气也，总名之曰伤寒。人之劳役辛苦者，触冒此四时风、寒、暑、湿不正之气，遂成此疾。人之伤于寒也，热郁于内，浅则发，早为春温；若春不发而重感于暑，则夏为热病；若夏不发而重感于湿，则秋变为疟痢；若秋不发而重感于寒，则冬为伤寒。故伤寒之气最深。然而伤寒及温热，但发必先发热恶寒，头项痛，腰脊强者，一日在太阳经故也。"木火属春夏，湿土属季夏，水从土化，故多虫；金从秋气，水从冬气。"

按：在诊治疾病时也应该注意四时变化。春天人多病在阳位，在头，故宜吐。"触冒此四时风、寒、暑、湿不正之气，遂成此疾"，突出四时外邪对于人体平衡的影响，以及对于养生的阻碍。

三、明清时期

明·高濂《遵生八笺》中引孙真人卫生歌："春'嘘'明目本持肝，夏至'呵'心火自闲，秋'呬'定知金肺润，冬'吹'惟令坎中安，三焦'嘻'却除烦热，四季长'呼'脾化餐，切忌出声闻口耳，其功尤甚保神丹。""春月少酸宜食甘，冬月宜苦不宜咸。夏月增辛聊减苦，秋来辛减少加酸。唯有夏月难调理，伏阴在内忌冰水。瓜桃生冷宜少餐，免致秋来生疟痢。太饱伤神饥伤胃，太渴伤血多伤气。饥餐渴饮莫太过，免至膨脝损心肺。醉后强饮饱强食，去此二者不生疾。"

按：孙真人卫生歌，卫生即保卫生命。通过"嘘、呵、呬、吹、嘻、呼"六字诀等气息来养生，气息调畅对于四时养生的影响从此开始重视，通过六字的吐纳和发声，调动相应脏腑气息的转动。后世在太极拳等导引法中加入六字诀，达到强身健体的作用。其次，还有四季饮食偏嗜的不同亦可养生。

《遵生八笺》四时调摄笺："春三月常存岁星，青气入于肝。故肝虚者，筋急也；皮枯者，肝热也；肌肉斑点者，肝风也；人之色青者，肝盛也；人好食酸味者，肝不足也；人之发枯者，肝伤也；人之手足多汗者，肝方无病。肺邪入肝则多笑。治肝病当用嘘为泻，吸为补。其气仁，好行仁惠伤悯之情，故闻悲则泪出也。故春三月木旺，天地气生，欲安其神者，当泽及群凫，恩沾庶类。无竭川泽，毋漉陂塘，毋伤萌芽，好生勿杀，以合太清，以合天地生育之气。夜卧早起，以合乎道。若逆之，则毛骨不荣，金木相克，而诸病生矣。""夏三月，欲安其神者，则含忠履孝，辅义安仁，定息火炽，澄和心神，外绝声色，内薄滋味，可以居高朗，远眺望，早卧早起，无厌于日，顺于正阳，以消暑气。逆之则肾心相争，水火相克，火病由此而作矣。""当四季月后十八日，少思屏虑，屈己济人，不为利争，不为阴贼，不与物竞，不以自强，恬和清虚，顺坤之德而后全其生也。逆之则脾肾受邪，土木相克，则病矣。""秋三月金旺主杀，万物枯损，故安其魄而存其形者，当含仁育物，施惠敛容，藏阳分形，万物收杀，雀卧鸡起，斩伐草木，以顺杀气，长肺之刚，则邪气不侵。逆之则五脏乖而百病作矣。""冬之三月，乾坤气闭，万物伏藏，君子戒谨，节嗜欲，止声色，以待阴阳之定。无竞阴阳，以全其生，合乎太清。"

按：此段上承于《内经》之四时养生之道。

明·孙文胤《丹台玉案》曰："四时各有一色强，依时无急逆时殃，要分旺相休因否，尽在人心自酌量。春天青旺亦为相，黑休白囚黄否家；夏天赤旺黄相吉，青休黑囚白不良，假为肝病面青时，白色当春未易医，此是肺金来克木色黄又彼脾家欺；心病夏天尚面赤，望色只愁形色黑，此彼肾水克心火，白色又被肺家屈；肺病愁来面白宜，若行赤色最难除，此因心火克肺金，青色反令肝作威；肾病面黑各天相，黄色现时多悒快，此乃脾土克肾水，色赤反致心磨障；脾居四季面形黄，如遇青色最难当，此为肝木克脾土，色黑反使肾家强春赤夏黄秋黑色，冬青虽相亦无益。从前来者实形传，实泻其子平方吉。五脏所属各一宫，五色分来人不同，色内能分明与滞。"

按：五色主病，五色应五脏，五色亦通于四季。通过面色来判断疾病具有一定可行性。同时，还确立了治法，实泻其子平方吉。

明·徐春甫《古今医统大全》引《机要》云："春宜缓形，形缓动则肝木乃荣。反静密，则是行秋令。金能制木，风内藏。夏至则火盛而金去，独火木旺而脾土损矣。轻则飧泄滑泄，谷不化，重则下利脓血稠粘。"

"夫五行在地成形，（金木水火土）。在天为气。而气有六，乃天之元气，然后三阴三阳上奉之，（少阴君火，太阴湿土，厥阴风木，少阳相火，太阳寒水，阳明燥金）。谓之六气，皆有一化。……木之化风，主于春。君火之化热，主春末夏初，行暄淑之令，应君之德。相火之化暑，主于夏，炎暑乃行。金之化清与燥，主于秋，清凉乃行。（白露清气也，金为庚辛，辛为丙妇带火之气故燥。久雨霖霪，西风而晴，燥之兆也；西风而雨，燥湿争也，而乃自晴）。水之化寒，主于冬，严凛乃行。土之化湿与雨，主于长夏，（六月）。土生于火，长在夏，中既成而旺，土润溽暑，湿化行也。（经曰：地气上为云，天气下为雨。雨出地气，云出天气，则土雨之化见矣）。

凡春温夏暑秋凉冬寒，皆天地之正气。（六气司化之令。）其客行于主运，则自有逆顺淫胜之异。由是气候不一，岂可一定而论之？夫阴阳四时气候，则始于仲月而盛于季月。故《经》曰：差三十度而有奇。又言：气令盛衰之用，其在四维。四维者，辰戌丑未四季月也。盖春气始于二月，盛温于三月；夏气始于五月，盛暑于六月；秋气始于八月，盛凉于九月；冬气始于十一月，盛寒于十二月，则气差明矣。然五月夏至阴气生而反大热，十一月冬至阳气生而反大寒者，盖气自下生，推而上之也。故阴生则阳上而愈热，阳生则阴上而愈寒。夏井清凉，冬井温和，则可验矣。"

"东垣用药宜禁论　夫时禁者，必本四时升降之理，汗下吐利之宜。大法春宜吐，象万物之发生，耕耨科斫，使阳气之郁者易达也。夏宜汗，象万物之浮而有余也。秋宜下，象万物之收成，推陈致新，而使阳气易收也。冬周密，象万物之闭藏，使阳气不动。夫四时阴阳者，与万物浮沉于生长之门，逆其根，伐其本，坏其真矣。又云：用温远温，用热远热，用凉远凉，用寒远寒，无翼其胜也。故冬不用白虎，夏不用青龙；春夏不服桂枝，秋冬不服麻黄，不失气宜。如春夏而下，秋冬而汗，是失天信伐天和也。有病则从权，过则更之。……。

"朝不可虚，暮不可实。朔不可哭，晦不可歌。

春夏之交，阴雨卑湿，不可引饮过多，令人风湿，自汗体重。

夏以后迄秋分，须慎肥腻饼、炙油酥之属，此物与酒浆、瓜果极相妨，所以食面，犯之者有霍乱吐泻及卒死之患。

年寒虽近火，不可令火气太过，受热不已，令人损血，五心热躁。

冬时天地闭藏，不宜作劳及汗泄。

冬至后有九九气候，人所通知。立春定在六九头。

夏至后亦有九九气候，人所鲜知。谚云：一九、二九，扇子弗离手；三九二十七，冰水甘如蜜；四九三十六，出汗如出浴；五九四十五，头戴秋叶舞；六九五十四，乘凉不入寺；七九六十三，上床寻被单；八九七十二，思量盖夹被；九九八十一，家家打炭。"

按：此段引于《古今医统大全》，详细地将每月的变化特点、养生宜忌逐一列出，具有可行性。该文章简单易懂，易于实施。

明·铁蜂居士《保生心鉴》曰："凡卧，春夏首宜向东，秋冬首宜向西。"

按：睡眠占据人一生约三分之一的时间，所以睡眠质量对于身体健康具有相当大的影响。春夏首宜向东，秋冬首宜向西，临床可辩证看待。

清·陈士铎《辨证录》曰："人有遇春而头痛者，昼夜不得休息，昏闷之极，恶风恶寒，不喜饮食，人以为中伤寒风之故，而不知非也。《内经》云：春气者，病在头。气弱之人，阳气不能随春气而上升于头，故头痛而昏闷也。凡有邪在头者，发汗以散表邪，则头痛可愈。今因气微而不能上升，是无表邪也，无邪而发汗，则虚其虚矣，而清阳之气益难上升，气既不升，则阳虚而势难外卫，故恶风寒。气弱而力难中消，故憎饮食耳。治法补其阳气，则清气上升，而浊气下降，内无所怯，而外亦自固也。""木主春，升木以应春气，使不陷于肝中，自然清气上升。况参、芪、归、芍无非补肝气之药，气旺而上荣外固，又何头痛之不愈哉。""人有春暖夏热，则安然不嗽，一遇秋凉，即咳嗽不宁，甚至气喘难卧，人以为肌表之疏泄也，谁知是郁热之难通乎？夫人身之气血，流通于肌肉之内，则风邪不得而入。惟气血闭塞不通，而邪转来相侮，凝滞而变为热矣。盖春夏之间，皮肤疏泄，内热易于外宣。秋冬之际，皮肤致密，内热难于外发，所以春夏不咳嗽，而秋冬咳嗽也。倘不治其郁热之本，而惟用发散之品，徒虚其外，愈不能当风寒之威，徒耗其中，益转增其郁热之势，均失其治之之法也。所贵攻补兼施，既舒其内郁之热，而复疏其外入之寒，则本既不伤，而末亦易举也。""人有春夏之间，或遭风雨之侵肤，或遇暑气之逼体，上热下湿，交蒸郁闷，遂至成淋，绝无惊惧，忍精之过，人以为湿热之故也，谁知是肾虚而感湿热乎。夫肾虚者，肾中之火虚也。肾寒则火不足以卫身，外邪得以直入于肾。幸肾中之水，足以外护，不至于深入，乃客于肾之外廓。肾与膀胱为表里，肾之外即膀胱也。湿热外邪，遂入于膀胱之中，代肾火之气，以行其气化之令。然膀胱得肾气而能化，得邪气何能化哉，故热不化水湿，且助火不为溺而为淋矣。治法急宜逐膀胱之湿热，以清其源也。然而膀胱之湿热去，而肾气仍弱，何能通其气于膀胱。淋症即愈，吾恐有变病之生矣，故于利湿、利热之中，更须益肾中之气也。""人有秋后闭结不能大便，此燥伤肺金，而大肠亦燥，非大肠之火也。盖肺与大肠相为表里，肺燥而大肠不能独润。且大肠之能开能阖者，肾气主之也。肾足而大肠有津，肾涸而大肠无泽。是大肠之不燥，全藉乎肾水之相资也。然肾水不能自生，肺金乃肾之母，肺润则易于生水，肺衰则难于生水，肾水无源，救肾不暇，何能顾大肠哉。治法惟补肺肾，而大肠自润矣。"

按：病在四时，而方药不同。春季升木气，治疗头痛。秋季润肺金，治疗便秘。所以四时治病，当注意四时变化，随其变化而用药，才可以做到药少力强。

清·罗国纲《罗氏会约医镜》："若徒知滋阴，而抑知春夏阳和，草木易荣，秋冬肃杀，花卉善萎也乎！""凡在春天，勿护顶裹足，使阳气舒长。即稍长，下体勿令过暖。得寒凉，则阴易长；过温暖，则阴暗消。下体主阴，以童子阴常不足也。"

按：春季宜穿得稍薄，以使阳气长，阴易长，小儿为纯阳之体，更易耗阴化火，所以春天小儿应薄衣。

清·马奇《陆地仙经》曰："夏月宜早起，冬天要迟眠，春绵渐渐减，秋夹徐徐添。"

清·曹庭栋《老老恒言》曰："夏至以后，秋分以前，外则暑阳渐炽，内则微阴初生，最当调停脾胃，勿进肥浓。""春冰未泮，下体宁过于暖，上体无妨略减，所以养阳之生气。绵衣不可顿加，少暖又须暂脱。北方语曰：若要安乐，不脱不着。南方语曰：若要安乐，频脱频着。夏月冰盘，以阴乘阳也；冬月围炉，以阳乘阴也，阴阳俱不可违时。""孙思邈曰，春少酸增甘，夏少苦增辛，秋少辛增酸，冬少咸增苦，四季少甘增咸。"

按：上述两条在前面亦有论述，四时衣物的添减、饮食的寒温、饭菜的性味均应注意。

清·吴谦《幼科种痘心法要旨》曰："种痘贵得天时，得其时则种，不得其时则不种。夫天时之正，莫过于春。春为万物发生之际，天气融和，不寒不热，种之则痘自随其气而发生，此正、二、三月之时，所以可种也。若交夏之后，六阳尽出地上，人之阳气亦皆外浮，暑热烁金，受病者众。斯时种痘，儿何以堪？此四、五、六月之时，所以必不可种也。至若秋令，天气清肃，收敛之时，虽遇可种之儿，而无引毒之具，此七、八、九月之时，势有不能种也。至于十月，名曰小春，虽亦可种，然斯时寒气固结，纯阴用事，不若俟冬至后一阳鼓动，借其生生之气，种之甚吉。此十月之所以可种，犹不若十一、十二月之尤可种也，然当可种之时，亦有不可种者，如春应温而反寒，夏应热而反凉，秋应凉而反热，冬应寒而反温，当其时而非其气，是天地不正之气也。常人感染则成时疫，小儿调理未遑，况敢言种痘乎？倘或遇此，只宜稍避，俟时气平定，再为议种，方保万全。亦有未种之时，天时甚正，既种之后，忽尔寒暄不时，此又人事所遇不齐，偶尔变气，出乎意外者也。则宜屋中适其寒温，顺会天时，常烧辟秽香，饮食起居，更加谨慎，可保无恙。种痘者宜详审而体察之。"

按：小儿预防接种也应该注意四季变化。正、二、三月可种，四、五、六月之时，必不可种，七、八、九月不可种。此条对现代预防接种疫苗等工作有重大的指导意义。

清·张锡纯《医学衷中参西录》曰："若夫春分以后，秋分以前，少阳相火，少阴君火，太阴湿土，三气合行其令。天之热气则下降，地之湿气则上腾，人在气交之中，清气在阴，浊气在阳，阴阳反戾，清浊相干，气乱于中，而上吐下泻。治此者，宜和阴阳，分清浊，以定其乱，乱定即无不愈。"

按：春分之后，秋分之前，清气、浊气相干，易造成上吐下泻。如夏季多肠道疾病，饮食伤脾等，分清浊来治疗，是其治也，也为夏季急性胃肠炎的中医治疗提供了思路。

（王雨桐，王蕾，段延萍）

第三章　春季养生

第一节　概　述

"一年之计在于春"，春天是人们非常向往的季节。一提到春季，人们的脑海就会浮现出桃红、柳绿、风光无限的自然景象。我国很多成语诸如春风拂面、春回大地、春暖花开、春色满园、春光明媚、春意盎然等等，虽是对春天景色的描述，也从精神层面上给人一种温暖、舒适、向上的感觉。日常生活中人们也借用春来形容美好的心情如春风得意、满面春风等。

古代赞美春天的诗词很多，其中具有代表性的如宋代诗人朱熹的《春日》："胜日寻芳泗水滨，无边光景一时新。等闲识得东风面，万紫千红总是春。"诗中描绘了春风催发生机，使大地焕然一新的景象。再如唐代诗人白居易的《忆江南》："江南好，风景旧曾谙，日出江花红胜火，春来江水绿如蓝，能不忆江南。"诗人把江南的春天渲染得绚丽多彩，生机勃勃，激发了人们对春天美丽风光的深深向往。

一、春季的时间划分和各节气的含义

春天指立春到立夏这一时间段，也就是阳历 2－4 月份之间，期间包括立春、雨水、惊蛰、春分、清明、谷雨六个节气。

立春：春季的开始。

雨水：开始降水，雨量逐渐增多。

惊蛰：此时为天气转暖，渐有春雷，打雷惊醒蛰居动物的时间。中国大部分地区进入春耕季节。

春分：分有平分之意，昼夜几乎均等。

清明：天气晴朗，草木繁茂。

谷雨：寒潮天气基本结束，气温回升加快，有利于谷类农作物的生长。

二、春季的物候特点

《素问·四气调神大论》中指出"春三月，此谓发陈。天地俱生，万物以荣"。"春三月"是指农历的1－3月。"发陈"即生发、布陈之意。春季给人一种欣欣向荣的自然景象，此时阳气生发，阴气减退，万物复苏，天地万物焕发生机。

古人按阴历（即农历）把一年分为四季，每季三个月，总共十二个月，每一季中的三个月又分为孟、仲、季，"凡四时成岁，有春夏秋冬，各有孟仲季，以名十有二月"（《逸周书·周月》）。在表示月份时，孟表示每一季的第一个月，仲表示第二个月，季表示第三个月。因此春季又有孟春、仲春和季春之分。一个季度中，第一个月的孟春还有上一季的气候特点，到了第三个月的季春，往往带有下一季的气候苗头，而第二个月的仲春则是这个季中气候特点最明显的月份。

春季，自然界的阴气衰减，阳气升发，养生当激发机体阳气以应之。从外言之，随着自然界气温的升高，人体皮肤肌肉松弛，腠理开泄，若能走出家门多与大自然接触，将会使体内浊气从肌表排泄于外，将外界阳气吸纳于内，通过人与自然之气的交换，推陈出新，助长阳气；从内而言，需要从精神、饮食、锻炼等诸多方面来调理，此亦为春"生"的内涵所在，同时为夏"长"奠定基础。

三、春季与肝脏的关系

古代五行学说对中医学理论的形成有着深刻的影响。五行，即木、火、土、金、水五种物质及其运动变化，是归纳宇宙万物并阐释其相互关系的五种基本属性。其学说包括了五行的概念、特性、生克制化、母子相及和乘侮规律，是阐释宇宙万物发生、发展、变化及相互关系的一种古代哲学思想。五行学说依据五行各自的特性，采用取向比类和推演络绎法，对自然界各种事物和现象进行归类，并将人体的生理病理现象根据其属性与自然界的事物或现象联系，形成了联系人体内外环境的五行结构系统，用以说明人体运行以及人与自然环境的统一。

表 1　事物属性五行归类表

自然界					五行	人体			
五味	五色	五化	五气	五季		五脏	五腑	五官	五志
酸	青	生	风	春	木	肝	胆	目	怒
苦	赤	长	暑	夏	火	心	小肠	舌	喜
甘	黄	化	湿	长夏	土	脾	胃	口	思
辛	白	收	燥	秋	金	肺	大肠	鼻	悲
咸	黑	藏	寒	冬	水	肾	膀胱	耳	恐

　　根据五行学说，自然界春、风、生、青、酸，均归属于木。人体的肝亦归属于木，具有生长、升发的特性。正常情况下，酸味的东西可养肝，但过酸则伤肝。肝在志为怒，若肝之阴阳平衡，功能正常，遇到恼怒的事情发怒后，通过机体自身调理也很快会息怒平和。但屡屡大怒或频繁恼怒，就会伤肝。当肝脏自身阴血不足，阴不制阳也会导致易怒之象，此属病理状态。五行之间存在着生克制化的关系，五脏之间既相互滋生，又相互制约。

　　《素问·金匮真言论》曰："五藏应四时，各有收受。"人体五脏系统外应五时各有收受，阐发了"四时五脏阴阳"理论的系统结构。《素问·平人气象论》将每个季节和脏腑、五体之间的关系进行了系统的描述：如春季"脏真散于肝，肝藏筋膜之气也"；夏季"脏真通于心，心藏血脉之气也"；长夏"脏真濡于脾，脾藏肌肉之气也"；秋季"脏真高于肺，以行荣卫阴阳也"；冬季"脏真下于肾，肾藏骨髓之气也"。五脏均各有所主之时，其气旺于此时，也就是说在所主的季节里其功能要旺盛，相对来说脏器消耗较多，反过来四时气候的异常变化在相应的季节里也能够直接伤害相应之脏。因此在不同的季节里，合理的形体与精神养生，能够保护和促进各季所对应的五脏功能。

　　如上所述，春属木类应于肝（胆），如金代医家张元素在《医学启源》中曰："肝与胆为表里，足厥阴（少阳）也。其经旺于春，乃万物之始生也。"《素问·诊要经终论》有"正月二月，天气始发，人气在肝"的记载，均说明春季与肝（胆）关系密切。所以春季养生要注意养肝（胆）、保肝（胆）、护肝（胆），以便肝（胆）在春季更好地发挥其功能。

第二节 养生方法

一、精神养生

四季养生的共性就是一年四季都要保持美好的心情，这是健康的根本保证。但每一个季节因为其与脏腑相合的特点，应该有所侧重。比如春气与肝相应，肝通过调畅全身气机的作用调节五脏，调节情志。中医学认为，心主神志，肝调节情志，两脏功能和谐是情绪稳定的前提。肝有主升主动、喜条达而恶抑郁的生理特性。所以春季精神养生应顺应春气的生发和肝气的畅达之性。通过调节情志，使体内阳气抒发，与外界环境保持和谐一致。那么气机调畅，人心情舒畅，既无亢奋，也无抑郁，脏腑协调。若肝的功能失调，气机不畅，人的情绪立刻就会受到影响，脏腑间不能相互配合，茶饭不思。所以平素肝火较旺者要力戒暴怒，性格内向者应忌情怀忧郁，情绪平和者在春季也要做到心胸开阔情绪乐观。

为此，我们要尽量使自己的精神情志与春季的大自然相适应，最好能去野外踏青，在领受春天气息的同时，缓解过于紧张的工作压力，消除抑郁、烦恼的恶劣情绪，振奋精神。也可向林则徐先生学习，将"制怒"二字贴在家中醒目部位或办公室办公桌上，时刻提醒自己，防止过怒伤肝，肝火上炎。下班后可做较为剧烈的运动，如快跑、游泳、打沙袋等发泄情绪，释放不满，平肝降火。心情抑郁者在此季节可以听听音乐，多和朋友聊天，逛商店，看电影，听相声，放松心情，舒畅胸怀。

此外，人体在受到如寒冷、缺氧、精神强刺激、剧痛等异常刺激后，会引发抵御异常刺激的紧张状态。该状态伴有一系列身体的变化，包括交感神经兴奋、肾上腺髓质和皮质激素分泌增多等。肾上腺髓质所分泌的肾上腺素和去甲肾上腺素是由酪氨酸转化而来，在此过程需要维生素 C 的参与。在日常生活中可通过食用含有丰富维生素 C 的食物如番茄、柑橘、猕猴桃等，来提高机体的应激能力。

二、起居养生

（一）起居有常

春回大地，白天渐长夜晚变短，古人总结出的作息规律是"日出而作，

24

日落而息"，尤其春天自然界阳气刚刚开始升发，人体应当顺应自然，使人体与大自然密切接触，从而引动机体阳气向外向表发散。倘若闭门不出，会使身体内阳气郁遏于内，这样最易使逐渐旺盛的肝气郁滞不畅，出现肝气郁结之证。另外春天自然界阳气始生，人体的阳气开始趋向于表，大脑阳气相对不足，皮肤腠理得到阳气温养，内外阳气的交接使得皮肤肌肉舒缓柔和，肢体反觉困倦，往往日高三丈，睡意未消。然而，睡懒觉不利于阳气向外的升发。《素问·四气调神大论》中指出"夜卧早起，广步于庭，披发缓行，以使志生。"因此，要保证适宜的睡眠时间，做到"夜卧早起"，穿着宽松柔软，休闲保暖，易于舒展形体，身心放松，在庭院或郊外信步慢行，克服情志上的郁闷和形神上倦懒思眠的状态，让肌肤和自然进行气体交换，内外相应激发体内阳气。《内经》将汗孔称之为气门，认为人体气体的交换除了依赖肺的呼吸运动外还有皮肤腠理，汗孔是体内之气与自然之气交换的门户，为春季养生多进行户外活动提供了理论依据。

春天人容易困乏。唐代诗人孟浩然的《春晓》中就有"春眠不觉晓"的诗句。民间也有春困、秋乏、夏打盹之说。究其原因，冬天天气寒冷，寒则收引，皮肤腠理收缩气血趋向于里，大脑脏腑得到气血的滋养精力充沛；春天天气转暖，气血趋向于表，体内阳气相对不足，起兴奋作用的阳气不能温养心脑，精神容易萎靡，加之外界太阳的照耀与肌表阳气呼应，皮肤肌肉筋脉得到阳气的温养松弛舒缓，人体容易处于一种庸懒的状态。当然除去春困也有很多方法，如保证充足的睡眠；干梳头让头脑清利；举目远望给视觉良好的刺激；用冷水洗脸以醒脑提神；经常活动身体，提高心脏的收缩功能，改善身体的血液循环；加强营养，补充精血，滋养脑髓等等。

（二）春捂防寒

初春到来，冬之寒冷还未能彻底消失殆尽，天气逐渐转暖。但这时天气变化多端，气温不稳，有时候会出现"倒春寒"现象。自古以来民间便有"春捂秋冻"之说。因为春季阳气初生而未盛，阴气始减而未衰。所以春天的时候人体肌表虽应气候转暖而开始疏泄，但其抗寒能力相对较差，还不能对骤变的冷热等刺激做出迅速的反应，使人容易感受外邪。为了防春寒和气温骤降，须注意保暖御寒，不要顿减衣服，以防气温变化，寒邪侵袭发生病变，尤其对于老年人，风寒之邪侵袭容易诱发呼吸道疾病。但是，春捂也不能过度。若气候转暖，衣着仍然过厚，人体活动后大汗淋漓，匆匆减衣落汗，容易使体内的体温调节发生紊乱，容易招致风寒之邪侵袭人体，从而引起疾病的发生。

春季阳气未盛，阴气未衰，加之人体腠理开始变得疏松，对寒邪的抵抗能力有所减弱。故春天不宜立刻脱掉棉衣。特别是年老体弱者，减脱冬装应当尤为审慎，不可骤减。有些患有心血管疾病患者，经过一冬的严寒之后，认为患病的"高发期"已经过去，开始不自觉地放松了紧张的心情，但此时千万不可掉以轻心。据专家介绍，每年3、4月份仍是心血管病患者的"危险"期，急性心肌梗塞等心血管病患者的发病率每到此时常会出现一个高峰，而多变的气候便是最危险的杀手。

春季气候最大的特点是反复无常、变幻莫测。而此时，恰逢供暖期已过，居室内的温度比冬天可能会更低。寒冷是多种心血管疾病诱发的一个重要因素。在气温不断的高低变化中，有些病人因麻痹大意而导致严重后果。有研究表明，天气阴沉、气压下降等雨季天气不仅会影响人体的神经、内分泌、血管等，往往还会使心血管疾病患者出现头晕、胸闷等不适症状。若不慎淋雨，则更有可能引起感冒受寒，从而诱发心血管疾病，所以春季我们要注意收听天气预报等，及时了解气温变化，调整衣着，加强保暖，减少疾病的发生。

三、运动养生

户外运动锻炼不仅可以舒筋活血增强体质，还可以振奋人体阳气，化生气血津液，充养脏腑筋骨。春季运动不但要因时制宜，还要因人制宜，要根据自己的年龄及身体状况，选择适合自己的锻炼方法。寒冷的冬季，各脏腑器官的阳气都有不同程度的下降。入春后应到空气清新之处跑步、打拳、做操，尽量多活动加强锻炼，使阳气增长。年老行动不便之人，可凭栏远眺，以畅生气且不可默坐，生闷气。这样影响阳气的舒发，对健康极为不利。老年人运动量以身体微热，微微出汗，感觉舒适即可，切不可运动量过大。超大负荷的运动会损伤肌肉，耗伤气血。《素问·举痛论》曰："劳则气耗。"孙思邈在《千金要方》中早就告诫"养生之道，常欲小劳，但莫大疲及强所不能堪尔"。

春天较好的锻炼方法：除前面提到的做操、慢跑、散步外，可以放风筝、春游、深呼吸等。

（一）放风筝

风筝起源于先秦时期，最先应用于军事需求，直到隋唐时期才发展成为今天人们喜爱的娱乐玩具[1]。春天里天地俱生，大地回春，冰消雪融，是放风筝的好季节。雨果说"比海洋宽阔的是天空，比天空宽阔的是人的胸怀"。放风筝实际放飞的是一种心情、希望和理想，尤其是风筝飞上去后不但有一种成就感，而且仰望天空，顿感胸怀宽广，心旷神怡。放风筝时通过手、眼的配合及四肢的活动，自己能感觉到肝气如同拉直的风筝线越来越舒畅、越来越通达。

春天放风筝，非常利于人体的身体健康，可起到疏肝理气、调和气血、锻炼身体的作用。中医学认为，放风筝者沐浴了和煦的阳光和春风，有"疏泄内热，增强体质之益。"正如宋代李石在其《续博物志》中所说"放风筝，张口仰视，可以泄热"。现代保健医学研究表明，在明媚的春光里踏青放风筝，可以舒展筋骨，让身体随着放飞的风筝而不停地移动，从而活动四肢百骸，对颈椎病有一定的防治作用[2-3]。人们通过呼吸新鲜空气，吐故纳新，可以促进新陈代谢，改善血液循环状态，从而获得消除冬日气血积郁、祛病健身之功效。另外，放风筝时，视线随风筝移动而移动，可以消除眼肌疲劳，调节和改善视力，预防近视和弱视[4]。因此，放风筝称为一种康复疗法，即"风筝疗法"，通过放风筝的娱乐活动，进行康复治疗的方法[5]。近年来，国内外有些医院和疗养院对精神抑郁、神经衰弱、小儿智力不全等患者采用"风筝疗法"治疗，也收到了神奇的疗效。

（二）春游

春游踏青通过眼、耳、鼻的感官刺激，充分享受大自然赋予我们的美味美色，例如鸟语、花香等。这些美好的东西能够扫除阴霾，打开心结，愉悦情绪。通过适当的活动，有助于人体肝气疏泄，阳气生发。肝开窍于目，在青山绿水间远眺，对视力也大有益处。所以中医养生提倡天人合一，尤其春色满园对肝气的疏通条达大有裨益。

（三）运用调息锻炼法

春季锻炼尤其要选择一些与调息有关的锻炼方法，如打太极拳，做八段锦，练习六字诀等。古代锻炼有导引吐纳等，非常注重手足运动与气息调节的配合，以上运动若不配合调息，健身效果大减。因为调息可助肝主疏泄，使全身气机通畅，既能使脏腑自身功能正常发挥，升降有序，又可让脏腑之间协调平衡，从而延缓各器官的衰老，大大提高锻炼的效果。

每天进行腹式呼吸，其要领是：用鼻吸气，最大限度地向外扩张腹部。胸部保持不动，停 3 - 5 秒。然后用嘴呼气，嘴唇缩紧做吹哨状，最大限度地向内收缩腹部，胸部保持不动。如果每口气都能直达下丹田则效果更好。

每天做 2 次腹式呼吸，每次 10 - 15 分钟，这种腹式呼吸实际上也是中医讲的通过调息梳理气机的一种锻炼方式。借助这一运动可以通调气血，辅助脏腑正常功能的发挥。以上锻炼方法四季均可，春天尤为适宜。春应肝，以上方法本身就是助肝、保肝的有效方法。

四、饮食养生

民以食为天。春回大地，万物复苏，人体的内环境由冬季向春季转化，人体的阳气亦随之升发，饮食结构也需根据季节有所调整。

（一）时蔬

春天乍暖还寒，应该食用驱散寒邪、有助阳发散功效的食物和蔬菜。李时珍《本草纲目》中就提倡春季多食葱、蒜、韭、蓼（liǎo）、蒿、芥等辛味之菜，具体如香菜、韭菜、洋葱、大蒜、蒜薹、大小葱、芥菜、白萝卜、茼蒿、小茴香、香椿等。

1. 韭菜：别名扁菜、韭、丰本、草钟乳、起阳草、懒人菜、长生韭。味甘、辛，性温，无毒，具有健胃、提神、止汗固涩、补肾助阳、固精等功效。韭菜因其性温有补阳的作用故而有壮阳草之称，又因其含有大量维生素和粗纤维，能增进胃肠蠕动，治疗便秘，预防肠癌，故又有"洗肠草"之美称。韭菜是中国传统的蔬菜之一。韭菜有"春香，夏辣，秋苦，冬甜"之说，以春韭为最好。韭菜含有丰富的维生素 C、胡萝卜素、铁、钾、钙、挥发油等。韭菜的独特辛香味是其所含的硫化物形成的，这些硫化物有一定的杀菌消炎作用，有助于人体提高自身免疫力。中医临床药用的是韭菜子，其壮阳固精的作用远远强于食用韭菜。

常用食谱举例：韭菜炒鸡蛋、韭菜鸡蛋馅饺子、韭菜炒墨斗鱼、虾米炒韭菜、韭菜炒绿豆芽等等。

食用注意事项：韭菜的粗纤维较多，不易消化吸收，脾胃虚弱者慎用。阴虚火旺、患疮疡目疾者忌食韭菜。平素容易过敏者慎用。

2. 香菜：别名芫荽、香荽、胡荽、园荽、芫茜等[6]。味辛，性温，无毒，具有消食下气、发汗透疹、健胃、消炎之功。其子味辛，性平，可发汗、透疹、开胃。据唐代《博物志》记载，公元前119年西汉张骞从西域引进香菜，故初名胡荽。后来在南北朝后赵时，赵皇帝石勒认为自己是胡人，胡荽听起来不顺耳，下令改名为原荽，后来演变成芫荽。

常用食谱举例：香菜皮蛋豆腐、凉拌香菜、香菜面条、香菜猪肝汤、黄豆香菜汤、香菜米汤等。

食用注意事项：患口臭、狐臭、严重龋齿、胃溃疡、生疮者慎食；麻疹已透或虽未透出而热毒壅滞者忌食。

3. 洋葱：别名球葱、圆葱、玉葱、葱头，荷兰葱。味甘、微辛、性温。入肝、脾、胃、肺经。具有润肠、理气和胃、健脾进食、发散风寒、温中通阳、消食化积、散瘀解毒等功效。洋葱含有前列腺素A，能降低外周血管阻力，降低血粘度，还可降压、提神、减压及预防感冒。此外，洋葱还能清除体内氧自由基，增强新陈代谢能力，抗衰老，预防骨质疏松，是适合中老年人的保健食物。

常用食谱举例：洋葱炒鱿鱼、洋葱炒木耳、洋葱牛肉、洋葱炒鸡蛋、土豆洋葱蛋饼、洋葱滑蛋盖饭等。

食用注意事项：表虚多汗者忌食，眼病患者最好也不要食用洋葱。另外，肠胃容易积气、消化系统溃疡的患者不宜食太多洋葱。此外生洋葱不能和蜂蜜同食。

4. 大蒜：别名蒜、蒜头、胡蒜、葫、独蒜、独头蒜等。性温，味辛，有小毒[7]。入脾、胃、肺经。具有温中行滞、解毒杀虫之功。大蒜含挥发油约0.2%，主要成分为大蒜辣素，是大蒜中所含的蒜氨酸受大蒜酶的作用水解产生，具有杀菌作用。它还含多种烯丙基、丙基和甲基组成的硫醚化合物等，具有防治肿瘤和癌症、排毒清肠、降低血糖以及防治心脑血管疾病等作用。

常用食谱举例：大蒜炒猪肝、蒜苔炒肉、笋干炒大蒜。此外大蒜还可生用。大蒜可食用部分包括蒜苗、蒜苔和蒜头。

食用注意事项：凡肺、胃有热，血虚目昏，以及狐臭病人均忌用。

5. 大小葱：药用取之茎，称之为葱白，亦称葱茎白、葱白头、大葱白、鲜葱白、绿葱白等。性温，味辛。归肺、胃经。可发汗解表、散寒通阳、解毒。传说葱是神农尝百草时寻出的一味良药，由于在日常饭菜中常用，又被称为"和事草"。在中国的传统饮食中，葱是常用的调味作料。大葱含有挥发油，主要成分为蒜素，还含有二烯丙基硫醚、草酸钙、脂肪、糖类、胡萝卜素、维生素 B、维生素 C、烟酸、钙、镁、铁等成分。

常用食谱举例：可生吃、凉拌。作为调料，多用于荤、腥、膻、以及其他有异味的菜肴、汤羹中，对没有异味的菜肴、汤羹也起增味增香作用。

食用注意事项：葱不可与蜂蜜、大枣、杨梅和野鸡一同食用。在服用中药地黄、常山、何首乌时，也忌食葱。

6. 芥菜：别名芥、大芥、雪里蕻、皱叶芥、黄芥、霜不老、冲菜等。味辛，性温。具有宣肺豁痰，温中利气之功。可治寒饮内盛，咳嗽痰滞，胸膈满闷。芥菜含有大量的抗坏血酸，是活性很强的还原物质，参与机体重要的氧化还原过程，能增加大脑中氧含量，激发大脑对氧的利用，有提神醒脑，解除疲劳的作用。因芥菜组织较粗硬、含有胡萝卜素和大量食用纤维素，故有明目与宽肠通便的作用，可作为眼科患者的食疗佳品，还可防治便秘，尤宜于老年人及习惯性便秘者食用。

常用食谱举例：芥菜疙瘩、大芥菜鱼头汤、爽口芥菜丝、芋香芥菜饭、爆炒芥菜等。

食用注意事项：咳嗽、疮疖、目疾、痔疮、便血及内热偏盛者不宜食芥菜。高血压、血管硬化者应少食。

7. 白萝卜：清代《如皋县志》载："萝卜，一名莱菔，有红白二种，四时皆可栽，唯末伏初为善，破甲即可供食，生沙壤者甘而脆，生瘠土者坚而辣。"其色白，属金，入肺，性甘、平、辛，归肺、脾经。具有下气、消食、除疾润肺、解毒生津，利尿通便的功效。主治肺痿、肺热、便秘、吐血、气胀、食滞、消化不良、痰多、大小便不畅等，白萝卜很适合用水煮熟后，喝萝卜水，对胃有很好的调理作用。

常用食谱举例：蜂蜜白萝卜汁、羊肉萝卜汤、萝卜丸子、素炒萝卜丝、萝卜烧肉等。

食用注意事项：萝卜为寒凉蔬菜。阴盛偏寒体质者、脾胃虚寒者不宜多食。胃及十二指肠溃疡、慢性胃炎、单纯甲状腺肿、先兆流产、子宫脱垂等患者少食萝卜。此外，萝卜不宜与蛇肉、人参、烤鱼、烤肉、橘子一起食用。

8. 茼蒿：又称菊花菜，味辛甘、性平。归肺、肝、胃经。有化痰止咳，清头目，和脾胃，利小便之功。茼蒿中胡萝卜素含量超过一般蔬菜，有抗氧化作用。茼蒿中含有丰富的钙、铁，是儿童和贫血患者的佳蔬。所含有特殊香味的挥发油以及胆碱物质，具有开胃健脾、降压补脑等效果。另外含有的粗纤维有通便的作用。

常用食谱举例：凉拌茼蒿、清炒茼蒿、茼蒿鱼丸汤、茼蒿拌香干、茼蒿鸡蛋饼。

食用注意事项：茼蒿气味辛香滑利，泄泻患者不宜多食。

9. 小茴香：又称茴香、西小茴、香丝菜、小香、谷茴香、野茴香等[7]。性温，味辛，无毒。归肝、脾、胃、肾经。可散寒止痛，理气和中[8]。茴香含有丰富的维生素 B_1、B_2、C、胡萝卜素以及纤维素。因含茴香油，故具有特殊香辛气味，具有健胃理气的功效，所以它是搭配肉食和油脂的绝佳蔬菜。

常用食谱举例：小茴香炒鸡蛋、小茴香大蒜蒸生鱼、茴香猪肉饺、杏仁拌茴香等。

食用注意事项：阴虚火旺者应忌服。

10. 香椿：又名香椿芽、香椿头等。性凉，味苦平。入肺、胃、大肠经。具有清热解毒、健胃理气、润肤明目、杀虫等功效。香椿作为春季时令之品，含香椿素等挥发性芳香族有机物，可健脾开胃，增加食欲。因其含有维生素 E 和性激素物质，有抗衰老和补阳滋阴的作用，故有"助孕素"之美称。此外，香椿含有丰富的维生素 C、胡萝卜素等，有助于增强机体免疫功能，并有润滑肌肤的作用，是保健美容的良好食品。

常用食谱举例：炸香椿鱼、香椿炒鸡蛋、香椿拌花生、香椿皮蛋豆腐、椿苗拌三丝等。

食用注意事项：慢性疾病患者应少食或不食。香椿性凉，建议在怀孕早期尽量不要食用，否则易导致流产。而在中后期则无大碍。

11. 菠菜：别名菠棱、鹦鹉菜、红根菜、飞龙菜。性凉、味甘。归胃、大肠经。具有补血、利五脏、活血脉的功效。菠菜中营养含量均衡，富含钾、铁等元素及大量矿物质，是绿叶蔬菜中的"补品"。常食菠菜可对各种贫血症和糖尿病等诸多疾病起辅助治疗作用，还能起到清除血液中的毒素、通便排毒的功效。

常用食谱举例：菠菜汤、菠菜炒鸡蛋、清炒菠菜、菠菜拌豆腐、菠菜拌猪肝、奶油菠菜等。

食用注意事项：菠菜不适宜肾炎、肾结石患者。菠菜草酸含量较高，一次食用不宜过多。另外，脾虚便溏者不宜多食。

12. 芹菜：别名旱芹、样芹菜、药芹菜、水芹、香芹、蒲芹等。性凉，味甘辛，无毒。归肝，胆，心包经。具有清热利湿、平肝健胃之功。芹菜富含蛋白质、胡萝卜素、碳水化合物、B 族维生素、钙、磷、铁等，叶茎中还含有具有药效成分的芹菜苷、佛手苷内酯和挥发油，具有降血压、降血脂、防治动脉粥样硬化的作用；对痛风、月经失调、神经衰弱、肌肉痉挛也有一定的辅助食疗作用。此外，老年人易大便干燥，经常吃点芹菜可刺激胃肠蠕动，利于排便。

常用食谱举例：海米拌芹菜、西芹核桃仁、青椒豆干芹菜、芹菜叶烙饼、芹菜叶鸡蛋饼、芹菜苹果汁等。

食用注意事项：脾胃虚寒、肠滑不固者不宜食之。

13. 莴笋：别称青笋、莴苣、莴苣笋、白笋、生笋、莴菜、香莴笋等。性凉，味甘苦，归大肠、胃经。具有利五脏、通经脉、清胃热、清热利尿的功效。莴苣味道清新且略带苦味，可刺激消化酶分泌，增进食欲。此外，莴苣中钾的含量大大高于钠的含量，有利于体内水电解质平衡，促进排尿和乳汁的分泌。对高血压、水肿、心脏病人有一定的食疗作用。同时，莴苣还含有多种维生素、矿物质及大量植物纤维，能促进肠壁蠕动，促进大便排泄。

常用食谱举例：莴笋炒肉丝、凉拌莴笋、清炒莴笋丝、山药木耳炒莴笋、鲜辣莴笋虾等。

食用注意事项：视力弱者、眼疾、夜盲症患者忌食。

14. 西兰花：又名绿菜花、西兰花菜。属十字花科，是甘蓝的又一变种，介于甘蓝、花椰菜之间，原产意大利。西兰花中矿物质成分比其他蔬菜更全面，钙、磷、铁、钾、锌、锰等含量很丰富，比同属于十字花科的白菜花高出很多。维生素 C 含量高出白菜花 20% 左右，是西红柿的 5—6 倍；胡萝卜素含量是白菜花的 30 多倍；叶酸含量是白菜花的 2 倍；蛋白质含量是番茄的 4 倍。

常用食谱举例：西兰花腰果炒杏仁、蒜蓉西兰花、香菇西兰花、凉拌西兰花、木耳鸡蛋西兰花等。

食用注意事项：红斑狼疮患者忌食。

15. 春笋：春笋性寒，味甘，具有通血脉、利九窍、消食胀、化痰涎等功效。还能安神、清胃热、肺热。在食疗食养中被广泛应用。另外，它对"三高"和肠癌有较好的防治作用。春季春笋上市，正是品尝鲜嫩清香春笋的好时节，春笋被誉为"素食第一品"、"春天菜王"。清代画家郑板桥一生爱竹成癖，对鲜嫩肥美的竹笋情有独钟，曾写诗把春笋与鲥鱼作为春天最美味的食品，"江南鲜笋趁鲥鱼，烂煮春风三月初"。

常用食谱举例：油焖春笋、春笋排骨汤、春笋炒韭菜、春笋鲈鱼等。

食用注意事项：春笋中含有草酸，大量食用可诱发哮喘、过敏性鼻炎、皮炎、荨麻疹等，还会引发钙质流失，有这些疾病者可先少食。对笋过敏者则应禁食。

（二）野菜

农历三月，春光明媚，万物复苏，枯萎的草木都开始吐绿。我们要充分利用大自然赋予我们的资源，除欣赏自然之美，享受春天阳光的沐浴外，还可在自然中寻找、采挖春天特有的野菜。过去挖野菜是充饥、救命，现在挖野菜是寻找对机体健康有益的绿色食品。周末踏青，带着家人或朋友一起在享受着自然的春风，和煦的日光的同时，挖着芽菜，拉着家常。干活累了就伸伸腰，抬抬头仰望天空，十分惬意。回家下厨制作自己挖来的野菜，围着桌子享受既营养又健康的劳动成果，舒畅的心情难以言表。由此可见，挖野菜、吃野菜不失为一种精神养生。

野菜不仅美味，而且营养价值很高。南京民间有这样的民谚："南京人，不识宝，一口白米一口草。"南京人所说的"宝"即春天的当令野蔬，即菊花脑、苜杞头、马兰头三种。这些可作野菜食用，营养价值高。营养学家分析发现野菜能提供优质蛋白，还含有丰富的维生素以及人体所需的磷、铁、钾、镁、钙、锰、锌等多种无机盐类和许多微量元素。有的天然野菜的蛋白质含量同一般蔬菜相比，要高出20%之多。

野菜还具有较高的药用价值。经常吃野菜不仅可以预防疾病，做到"未病先防"，还能治疗许多疾病。例如马齿苋具有预防痢疾的作用，并对胃及十二指肠溃疡、口腔溃疡等病症有良效；荠菜具有明目止血、和脾健胃、利尿解毒等功效；宋《本草图经》更有蒲公英"水煮汁以疗妇人乳痈，又捣以敷疮，皆佳"的记载[9]；鱼腥草炒肉是贵州特色菜肴，早在《新修本草》中就有"叶似乔麦，肥地亦能蔓生。茎紫赤色。多生湿地，山谷阴处。山南江左人好食之"的记载[10]。

此外，野菜自然生长在山间田野，未经人工栽培、施肥，也没有农药污染和化肥污染，有选择的食用会起到养生保健的功效。但野菜大多寒凉，切莫天天吃，顿顿吃，一周宜2－3次。

据统计，可供食用的野菜约有百余种，一年四季均可采食。而野菜的吃法也有很多，可清炒，可凉拌，可煮汤，可做馅。下面介绍几种春季生长并为大家熟悉和常食用的野菜：荠菜、蒲公英、薤白、马齿苋、鱼腥草（以上均为药食同源的野菜）、水芹菜、马兰头、菊花脑、苜蓿菜、苦菜等，另外还有树上长的槐花、榆钱、香椿等。

1. 荠菜：荠菜既是野菜，也是一味具有凉血止血，清热利尿作用的中药，又名护生草、血压草、粽子菜、枕头草、清明草、地菜、三角草、菱角菜、荠荠菜等。《本草纲目》记载："荠菜味甘性平，入心、肺、肝经，具利尿、明目、和肝、强筋健骨、降压、消炎之功。"荠菜嫩茎叶常用来食用，气味清香甘甜。因其含有较高的味精成分——谷氨酸，故味道极其鲜美，既能够开胃，又能对肌体进行全面滋养，故民间一直视为食药兼备的保健品。所以民谣有"三月三，荠菜赛灵丹"之说[11]。荠菜有很高的药用价值和营养价值，被誉为"菜中甘草"，含有人体所需的多种氨基酸。食用方法简单，去根洗净焯后，冷水过凉，可拌、炒、煮、腌、炖，也可烧汤、做馅。

常用食谱举例：荠菜粥、荠菜饺子、荠菜馄饨、荠菜春饼、荠菜包子、荠菜汤，或做成扒荠菜、荠菜豆腐羹等。

食用注意事项：荠菜不宜久烧久煮，时间过长会破坏其营养成分，也会使颜色变黄。荠菜含有大量粗纤维，可促进肠蠕动，有利于大便的通畅，故便溏者慎食；体质虚寒者忌食。

临床药用荠菜是全株晒干入药，根部的药用价值最高。

2. 蒲公英：别名蒲公草、黄花地丁、黄花三七、婆婆丁等，其性寒，味苦、甘。归肝、胃、肾经，有清热解毒、消肿散结、利尿通淋、催乳等功效，尤善清肝热，治疗肝热目赤肿痛，以及多种感染、化脓性疾病。蒲公英含有蛋白质、脂肪、碳水化合物和多种矿物质、微量元素和维生素。据统计，每100g蒲公英中氨基酸总量达 814.3g，氨基酸含量均高于大多同类野生植物。研究还表明，蒲公英中不仅含有蒲公英素、蒲公英醇、胆碱、有机酸、菊糖、葡糖糖甙等营养素，同时还含有人体中稀缺的抗肿瘤活性物质硒元素。蒲公英中的硒含量达 14.7μg/100g，是自然界中罕见的富硒植物。春天到来，蒲公英冒出嫩芽，长出绿叶，是采挖食用蒲公英的最佳季节。

常用食谱举例：蒲公英拌胡萝卜丝、蒲公英猪肝汤、蒲公英馅饺子、蒸蒲公英等。

食用注意事项：体虚、体寒、过敏体质者慎用。

临床药用蒲公英是晒干的蒲公英全草。

3. 薤白：薤白又叫小根蒜、山蒜、苦蒜、野蒜、野葱、大脑瓜儿、小么蒜、苔蒜。性温，味辛、苦，有理气宽胸、通阳散结的功效。薤白所含大蒜辣素的主要成分为硫化丙烯，有降脂作用，可用于治疗高胆固醇和高血脂症。薤白所含的大蒜辣素能杀菌消炎，对多种细菌有明显的抑制作用，对感染疾病有治疗效果。薤白所含的特殊香气和辣味，能促进消化功能，增加食欲，还可加强血液循环，起到利尿祛湿的作用。薤白的菜叶近于葱，鲜菜择洗干净，蘸酱、做汤、做馅或炒食。

常用食谱举例：薤白摊鸡蛋，薤白粥等。

食用注意事项：多用、久用生内热，阴虚火旺之人慎用。

临床药用除去须根，蒸透或置沸水中烫透，晒干。

4. 马齿苋：别名五行草、长命菜、五方草、瓜子菜、麻绳菜、马齿菜、蚂蚱菜。马齿苋性寒味酸，归心、肝、脾、大肠经。有清热利湿、解毒消肿、消炎、止渴、利尿等作用。含有大量蛋白质、脂肪、糖、粗纤维及钙、磷、铁等多种营养成分，并且富含去甲肾上腺素和钾盐。去甲肾上腺素能促进胰岛素分泌，调节人体内糖的代谢，具有降低血糖浓度、保持血糖稳定的作用；钾盐可降低血压，减慢心率，具有保护心脏的作用。

常用食谱举例：凉拌马齿苋、马齿苋菜团子、马齿苋煎饼等。

食用注意事项：因其性寒，不宜长期大量食用。脾胃虚寒、肠滑腹泻、便溏、孕妇禁用。

临床药用马齿苋多为经炮制后的干品。

5. 鱼腥草：别名折耳根、岑草、蕺儿菜、折耳菜、紫蕺、侧耳根、野花麦、九节莲、肺形草、臭菜、臭腥草。味辛，性寒凉，归肺经。有清热解毒、消肿疗疮、利尿除湿、清热止痢、健胃消食等功效。具有抗菌、抗病毒、提高机体免疫力、利尿等作用。

常用食谱举例：鱼腥草炒肉丝、凉拌鱼腥草、鱼腥草肉丸、鱼腥草炖鸡汤。

食用注意事项：鱼腥草性寒，不宜多食。体质虚寒及阴性外疡者，无红肿热痛者，不宜服食。

临床用鱼腥草全株晒干均可入药。

6. 水芹菜：又称水芹。性平，味甘。有清热利湿、止血、降血压之功[12]。用于感冒发热、呕吐腹泻、尿路感染、崩漏、白带、高血压等诸多疾病。现代药理研究表明，水芹挥发油可兴奋中枢神经，促进呼吸，升高血压，提高心肌兴奋性，加强血液循环；局部外擦有扩张血管、促进循环、提高渗透性的作用。

常用食谱举例：水芹炒香干、凉拌水芹菜、芹菜小炒肉、芹菜叶炒鸡蛋、芹菜肉丝炒粉等。

食用注意事项：芹菜性凉质滑，故脾胃虚寒，肠滑不固者慎食。

7. 马兰头：又称马兰、红梗菜、鸡儿菜、路边菊、紫菊、鸡儿肠、鱼鳅串、泥鳅串、狗节儿、寒菊、脾草等。性凉，味辛。具有清热解毒、散瘀止血，消积之功。现代药理研究表明马兰全草中含挥发油约 0.123%，油中含乙酸龙脑酯、甲酸龙脑脂、酚类、二聚戊烯、辛酸、倍半萜烯、倍半萜醇等[12]。

常用食谱举例：香干马兰头、马兰头鸡蛋饼、马兰头菜粥、马兰头炒猪肝、马兰头拌豆腐等。

食用注意事项：马兰头性凉，故孕妇慎服。

8. 菊花脑：别名菊花郎、路边黄、菊花头、菊花叶、黄菊仔、菊花菜等。味甘、性凉，无毒。具有疏风散热、平肝明目、清热解毒的功效。菊花脑营养丰富，含蛋白质、脂肪、碳水化合物、粗纤维、钙、磷、铜、锰、锌等元素。此外还含有多种氨基酸、维生素 B_1、菊苷、黄酮苷、胆碱和挥发油等。菊花脑含有的人体必需氨基酸，比例与人体吸收的比例一致。还含有丰富的微量元素，特别是硒的含量。维生素 A、维生素 E 及维生素 B 的含量也很高。对病原微生物、细菌和病毒及皮肤真菌生长均有较好的抑制作用，被誉为高档营养保健蔬菜[13]。

常用食谱举例：菊花脑炒肉片、菊花脑袋汤、菊花脑拌肚丝、蘑菇菊花菜等。

食用注意事项：性凉，凡脾胃虚寒，腹泻便溏之人忌食。女子行经期间以及寒性痛经者忌食。

9. 苜蓿菜：别名金花菜，苜蓿菜为豆科植物紫苜蓿的嫩茎叶。味苦、微涩，性平，无毒。归脾、胃、肾经。具有健胃，清热利尿之功。现代药理研究表明紫苜蓿中的苜蓿素对离体豚鼠肠管有松弛作用，且苜蓿素尚有轻度的抗氧化作用，可防止肾上腺素的氧化，并有轻度雌激素样作用。全草提取物能抑制结核杆菌的生长。

常用食谱举例：凉拌苜蓿、金花菜炒鸡蛋、炝炒苜蓿、蒜香金花菜、苜蓿炒肉丝等。

食用注意事项：尿路结石、大便溏薄者慎食。

10. 槐花：又称槐米、豆槐、白槐、细叶槐、金药树等。味苦，性微寒。

具有凉血止血、清肝泻火之功[7]。主要含有芦丁（芸香苷）、槲皮素，还含少量皂苷类及多糖、粘液质等。芦丁提高毛细血管抵抗力及毛细血管的韧性，可用于治疗毛细血管脆性引起的出血症，并用作高血压辅助治疗，并可预防中风。此外芦丁还可以作为制备槲皮素、羟乙基槲皮素、羟乙基芦丁、二乙胺基乙基芦丁等原料。

常用食谱举例：槐花蜜。

食用注意事项：性凉，阳气不足、脾胃虚寒者慎食。

11. 榆钱：又称榆英、榆实、榆子、榆仁、榆荚仁。性平，味甘、微辛。具有健脾安神、清心降火、止咳化痰、清热利水、杀虫消肿之功。榆钱含碳水化合物、蛋白质、脂肪、膳食纤维、矿物质、钙、磷、铁、维生素 B_1、维生素 B_2、烟酸等。榆钱含铁量较高，是菠菜的 11 倍，西红柿的 50 倍。此外，中医认为，多食榆钱可助消化、防便秘。

常用食谱举例：凉拌榆钱、榆钱粥、蒸榆钱饭、榆钱饼子等。

食用注意事项：胃溃疡、十二指肠溃疡患者慎食。

另外春天阳气生发，人们白天活动日趋活跃，增加了对营养物质的需求，应适当补充肉、蛋、奶、豆制品等食品以促进气血化生，为人体提供充足的营养。

（三）水果

春季时令水果有枇杷、芒果、菠萝、桑椹、山竹、草莓、樱桃等。因为春天风多气候干燥，还应食李子、梨、苹果、葡萄等多汁水果。

1. 枇杷：枇杷味甘、酸，性凉。归肺、脾、肝经。有润肺止咳，生津止渴，下气止呕的功效。枇杷中含有胡萝卜素、维生素 C，含有的隐黄素有抗氧化的作用，苹果酸有抗炎的作用。枇杷果一般生食，也可以蒸食。还可以去皮、核，将果肉打成泥，加冰糖熬制成膏食用。

食用注意事项：性凉味甜，不要多食，以防助湿生痰，中满腹泻。脾虚泻痢者忌用。

中医临床药用以枇杷叶为主。

2. 芒果：又称杧果、檬果、庵罗果、庵罗子、沙果梨等。味甘、酸，性凉。具有益胃止呕、理气止咳之功。芒果对晕车、晕船者有一定的止吐作用。《食性本草》记载其能治疗妇科疾患，如"妇人经脉不通，丈夫营卫中血脉不行，叶可作汤疗渴疾"。芒果中维生素 A、C 含量较高，另外芒果中还含有糖、蛋白质及钙、磷、铁等营养成分，而且人体必需的微量元素（硒、钙、磷、钾等）含量也很高。因其营养价值高，故有"热带水果之王"的美称[15]。

食用注意事项：芒果不可与大蒜等辛辣物质共同食用。

3. 山竹：又称莽吉柿、凤果、倒稔子。其味偏酸，性偏寒凉，嫩滑清甜，具有降燥、清凉解热的作用。山竹果肉含可溶性固形物、柠檬酸、维生素 B_1、维生素 B_2、维生素 C_4 和矿物质。此外，山竹还含有丰富的蛋白质和脂类，对体弱、营养不良、病后体虚都有很好的调养作用。对虚火上升、声音沙哑、眼红等具有很好的食疗效果。

食用注意事项：体质虚寒者不可多食；不宜与西瓜、豆浆、啤酒、苦瓜、芥菜、冬瓜、荷叶等寒凉食物同食[16]。

4. 桑葚：又名桑果、桑枣、葚子等。其味甘性寒，具有生津润肠、清肝明目、安神养颜、补血乌发等功效。甜酸清香，汁浓似蜜，营养成分丰富，鲜果中含有大量游离酸和 16 种氨基酸。此外，还含有人体缺少的锌、铁、钙、锰等矿物质和微量元素，以及胡萝卜素、果糖、葡萄糖、丁二酸果胶、纤维素等[17]。现代医学还发现桑葚具有促进造血细胞生长、调节免疫、抗诱变、抗衰老、降血糖、降血脂、护肝等保健作用。桑葚可以直接食用，也可和蜂蜜同煮熬成桑椹膏，桑椹银耳冰糖同煮成羹，或单独泡入酒中饮用。

5. 菠萝：菠萝味甘平，微酸。归胃、肾两经。具有补脾止泻、清胃解渴、健胃消食等功用。菠萝含有蛋白水解酶，不仅可以改善局部血液循环，消除炎症和水肿，还能分解蛋白质，溶解阻塞于组织中的纤维蛋白和血凝块，起到抗血栓的作用。此外，其中的糖、盐类和酶有利尿作用，适当食用对高血压，肾炎病患者有益。菠萝大多生吃，但也可以做菜，菠萝咕噜肉是一道非常甘美又具有营养价值的美食。

食用注意事项：对菠萝过敏者禁食；食用前将已经削皮切块的果肉用盐水浸渍。

6. 草莓：又称洋莓、凤阳草莓、地莓、鸡冠果等[18]。草莓甘、酸，性凉，有健脾和胃、补血益气、润肺生津、凉血解毒的功效，被誉为"春季第一果"。草莓含有蔗糖、果糖、苹果酸、柠檬酸、水杨酸、氨基酸以及钙、磷、铁等矿物质。此外，它还含有多种维生素，尤其是维生素 C 含量非常丰富。草莓含有果胶和丰富的膳食纤维，可以帮助消化、通畅大便。草莓中所含胡萝卜素是合成维生素 A 的重要物质，具有明目养肝作用。多吃也不会受凉或上火，是老少皆宜的健康食品。草莓一般生吃，也可做成草莓酱等。

（四）茶

中国人历来就有饮茶的习惯，饮茶不仅可以解渴，还能起到一定的保健作用。春季养生应春令之气，具有升发舒畅的特点，要注意升发体内阳气，使其不断旺盛起来。此外，还应为度夏作好准备，宜健运脾胃。

1. 菊花茶：菊花具有清肝明目之功，对头痛、眼睛劳损、高血压等有一定作用。每天午餐后，用四五朵杭菊花冲泡，连续饮用 3 个月即可见效。冲泡时加少许蜂蜜，口感更好[19]。

2. 玫瑰花茶：玫瑰花茶有一股浓烈的花香，治疗口臭效果很好。此外还可养颜、凉血，有助于改善皮肤干枯。因其有助消化、消脂肪之功效，故可减肥，饭后饮用效果最好。因玫瑰花具有收敛之功，便秘者不宜饮用。

3. 茉莉花茶：茉莉花茶具有理气开郁之功，能安定精神，消除疲劳、头痛等，使人清新舒畅。同时还能帮助肠胃吸收消化，缓解胃痛[20]。

（五）食用动物肝脏

中医认为肝藏血，肝开窍于目，足厥阴肝经上连目系。若肝血不足可生眼疾。治疗时配合食用动物肝脏补肝明目治疗眼疾，如《本草经疏》中记载："牛肝补肝，治雀盲。"现代研究证实，得雀盲病的原因是缺乏维生素 A，而动物肝脏富含维生素 A，所以食用动物肝脏有治疗作用。但对患有高血压高血脂或肝脏有器质性病变者禁用。

（六）其他

关于春天饮食减酸增甘问题，唐代医家孙思邈说"春季宜省酸增甘，以养脾气"。明代高濂《遵生八笺》中也记载："当春之时，食味宜减酸增甘，以养脾气。"春季肝气旺盛之时，酸味的食物入肝经，有养肝增强肝气的作用，而酸味过食则助长肝气使之过亢，或郁滞于内，根据五行生克乘侮理论就会横逆克伐脾土导致木郁土壅两胁胀满，不思饮食等症状，关于这个问题《素问·生气通天论》也有记载曰："味过于酸，肝气以津，脾气乃绝"。为了抵御肝气的侵犯，增加甘味食物或药物，能够补益脾气，达到我强你退的自我防御效果。另外，酸味的东西有收敛的作用，不利于阳气的向外升发，所以要少食酸。春节应适当食用大枣、山药、蜂蜜、花生、土豆等甘味食物以及黄芪、当归、枸杞子、生地黄、黄精、阿胶、麦冬、葛根等味甘的药物。

饮食减酸增甘提示在四季养生中同样不要忘记协调脏腑。人体生命活动以脏腑功能为中心。五脏虽然各自有各自的功能，但在调养本脏的同时不要忘记他脏，各脏腑相互依赖、相互配合、彼此制约，才能保证各种生理活动的正常进行。正如《素问·灵兰秘典论》所言："凡此十二官者，不得相失也。"就是强调在任何情况下调养机体都不要顾此失彼，这在养生中有十分重要的意义。

五、根据经络循行自我叩击、拍打及按摩保健法

春季是肝胆当令的季节，十二经脉"内属于腑脏，外络于肢节"，叩击、拍打这两条经脉和其经脉上相关穴位，有振奋两脏腑经气，激发相应脏腑功能，对养生保健有着很重要的作用。首先了解足厥阴肝经和足少阳胆经的循行情况：

（一）足厥阴肝经的循行

起于足大趾毫毛部（大敦），沿着足背内侧上行，经过内踝前1寸处，向上行小腿内侧至内踝上8寸处交出足太阴经的后面，上行腘内侧，沿着大腿内侧，进入阴毛中，环绕阴部，上达小腹，挟胃旁，属于肝，络于胆，向上通过横膈，分布于胁肋，沿着喉咙的后面，向上进入鼻咽部，连接于"目系"（眼球连系于脑的部位），向上出于前额，与督脉会合于巅顶。

"目系"支脉，从"目系"下行颊里，环绕唇内。

肝部支脉：从肝分出，通过横膈，向上流注于肺，与手太阴肺经相接。

（二）足少阳胆经的循行

起于目外眦（瞳子髎），上行到额角，下耳后，沿颈旁，行手少阳三焦经之前，至肩上退后，交出手少阳三焦经之后，向下进入缺盆。

耳部支脉：从耳后进入耳中，出走耳前，达目外眦后方。

外眦部支脉：从目外眦处分出，下走大迎，会合手少阳经到达目眶下，下行经颊车，于颈部向下会合前脉于缺盆，然后向下进入胸中，通过横膈，络于肝，属于胆，沿着胁肋内，出于少腹两侧腹股沟动脉部，绕阴部毛际，横行进入髋关节部。

缺盆部直行脉：从缺盆下行腋下，沿胸侧，经过季胁，下行会合前脉于髋关节部，再向下沿着大腿外侧，出膝外侧，下行经腓骨前面，直下到达腓骨下段，下出外踝前面，沿足背部，进入第4趾外侧端（足窍阴）。

足背部支脉：从足背分出，沿第1、2跖骨之间，出于大趾端，穿过趾

甲，回过来到趾甲后的毫毛部（大敦），与足厥阴肝经相接。

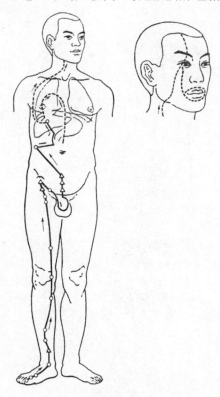

图 1　足厥阴肝经循行

（三）自我保健方法

头面部按摩：用手掌拍打巅顶部位 30 次；用双手中指画圈按揉两侧颞部。

根据脏腑所在部位及经脉循行体表相应部位叩击拍打，重点叩击章门、期门穴。也可用食指、中指、无名指并拢画圈按揉章门、期门两个穴位。

章门：足厥阴肝经穴，在侧腹部，在第十一肋游离端的下方。脾的募穴，八会穴之脏会。"拔章门治疗糖尿病"。主要用于治疗脾的虚证和肝的情志抑郁、气血滞瘀、不思饮食、食难消化、肝脾肿大和糖尿病等，是治疗糖尿病的三穴（章门、地机、三阴交）之一[21]。

期门：肝经募穴，具有疏肝理气之功，是治疗一切肝胆疾病的主要穴位；足厥阴、足太阴与阴维脉交会穴。在胸部，当乳头直下，第六肋间隙，前正

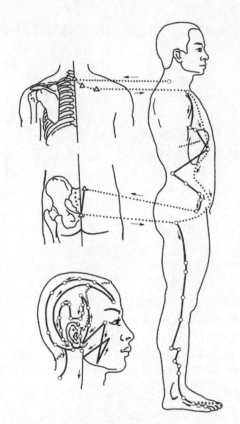

图 2　足少阳胆经循行

中线旁开 4 寸。"拔期门疏肝解郁"。十二经气血运行，早上肺经云门主开，晚上肝经期门主关，意为十二经脉运行一周期的终止穴。因此，每天早上刺激云门，晚上刺激期门，可调节全身气血运行不畅之症[21]。

两腿分开，与肩同宽，双手五指并拢，拍打两侧胁部。两胁部是足厥阴肝经和足少阳胆经所经过之处，里面脏腑是肝胆脾胃。拍打对脏腑是一个震动，并有章门、期门两重要穴位，可疏通肝气，健运脾胃。每天拍打一次，50－100 下。也可用能够叩击、敲打的器具来进行。

下肢的拍打：足厥阴肝经循行于下肢内侧的中线，足少阳胆经循行于下肢外侧的中线，两腿分开，双手同时进行，先内后外拍打双腿内外侧中线的部位，四个八拍后，拍双下肢外侧中线部位四个八拍。也可将一条腿抬高放平，两手同时拍打或敲击内外两侧，四个八拍后再换另一条腿。

足厥阴肝经有三个穴位，具有很好的泻肝火、明目的效果，在春季可每

四季调摄明理

天进行按揉，时间 5 分钟左右即可，这三个穴位分别是：大墩、行间和太冲穴。除此以外，要按摩位于两乳之间的膻中穴。

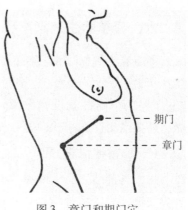

图 3　章门和期门穴

大敦：足大趾末节外侧，趾甲缝旁边 0.1 寸。"敦"是厚的意思，"大敦"就是特别厚。"阴器疾病大敦医"。大敦穴是肝经井穴，"井"是源头的意思。若情志抑郁，久积化火，血液妄行导致各种出血疾病，配合隐白穴可治出血症；因肝经绕阴器而行，所以治疗男女生殖器疾病和瘙痒症，刺大敦穴效果甚佳[21]。此穴可以按摩，也可艾灸，能达到清肝明目之功效，可使您头脑清晰，神清气爽。

行间：位于足背侧，第一、二跖趾（zhǐzhǐ）骨连接部位中。它是一个火穴，肝属木，木生火。如果您肝火太旺，就泻其心火。而"行间穴"就是一个泻心火的穴位。春天肝火盛，会导致牙痛、腮肿、口舌生疮、鼻衄等症，这表明火已经从肝经进入到心经，多揉"行间穴"，就可以把心火从这里散出去了。

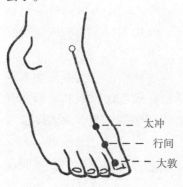

图 4　大敦、行间和太冲穴

太冲：足背，第 1、2 趾骨结合部之前凹陷中。肝经的原穴和输穴，具有疏肝解郁、平息肝风、调和经血的功效。"降压稳压找太冲"。凡太冲穴有特别酸痛或结节时，一定有血压不稳或周身痹痛症状，疏通太冲，对降血压有非常好的疗效。本穴与合谷穴配合使用，名"四关"穴，有治疗各种痹痛和神经方面病症的作用[21]。

按揉膻中穴。膻中穴（前正中线上，两乳头连线的中点）是任脉上的穴位，八会穴中的气会。按摩此穴位，可舒畅肝气，开胸解郁，使得肝气及全身气机调畅，利于情绪的稳定。方法是：先用大拇指按揉膻中穴三分钟，由轻到重。然后把手掌伸直，用手掌靠小指的一侧，以膻中为中心，上下按摩 12 次（一上一下为一次），每日早晚各 2 次。

六、春季养生注意事项及禁忌

随着春天气候逐渐转暖，人体新陈代谢及机能日益活跃。如果把四季养生比作盖房子，那么春季养生便相当于打地基。一旦地基不牢，身体这座"房子"的牢固性就没有保障。所以在日常生活中，我们已经知道应该怎么做，还要懂得注意哪些问题和养生禁忌。

（一）精神情志方面

忌肝气郁结、肝火旺盛。平素性格内向之人春季忌独处，生闷气，不与外界交流，以防精神情志疾病的发生。春季以肝气为令，冬季蓄积于体内的阳气随着天气转暖而向上向外发散。素体阳盛之人若阳气郁闭不能发散则化热生火，或自然界阳气骤升，引动体内阳气而生肝火，继而诱发多种疾病，故须按照前面所述养肝调肝，调节情绪，防止肝阳过亢，避免肝郁化火。此外，这些肝阳亢盛之人尽量避开突然暴暖、热风侵袭。

（二）起居方面

1. 忌忽视倒春寒

"倒春寒"是指初春气温回升较快，而在春季后期气温较正常年份偏低的天气现象。此时经常是白天阳光和煦，早晚却寒气袭人，让人倍觉"春寒料峭"。据历史资料显示：北京30年出现"倒春寒"的几率在57%左右。特别是早春时节，这种气候特点表现得尤为明显。

天气转暖后，人体的抗寒和抗病能力出现下降。骤变的空气容易使人体植物神经功能紊乱，导致调节功能减弱，从而导致呼吸系统疾病和心脑血管疾病，尤其是抵抗能力较低的老年和儿童。若不注意预防，则会对人体造成一定危害。

解决方法：及时收听天气预报，根据天气变化适时增减衣物。春光明媚时，多参加室外体育活动，增强机体的免疫力和抗病能力，保证大脑和心脏的血液循环，多开窗通风。

2. 忌过度疲劳

《素问·宣明五气篇》云："久视伤血，久卧伤气，久坐伤肉，久立伤骨，久行伤筋，是谓五劳所伤。"长时间看电视、看报容易使眼睛疲劳。"目属肝""肝藏血"，久视容易导致肝血不足，使人产生头晕、目眩、心悸、失眠等症状。长期卧床，新陈代谢降低，供应机体细胞的营养物质和氧气减少，易造成精神萎靡。长时间坐的人，容易消耗人体元气。久立会造成下肢血液循环障碍，引起小腿静脉曲张。长途步行容易发生脚筋扭伤、跌倒及其他意外事故，如心血管病突发等。因此在日常起居生活中要注意避免过度疲劳，做到劳逸结合。

（三）运动方面

春练过程中要避免进行高强度的剧烈活动，应以小运动量为宜，不出汗或微出汗为佳。若运动量过大，大汗淋漓，就会消耗过多的津液，继而损伤阳气。此外，出汗过多，汗孔开泄，容易招致风寒之邪侵袭而诱发感冒等疾病。

（四）饮食方面

1. 早春忌食生冷寒凉，晚春忌食大温大热之品，如羊肉、狗肉、红茶等。春天饮食应忌生冷粘杂之物，以免伤害脾胃。

2. 忌过食野菜，小心野菜中毒。野菜虽然美味且具有较高的药用价值，但许多野菜性味寒凉。中医认为寒凉食物伤脾胃，走窜滑利，可导致腹泻等，若孕妇更当少食为佳。另外有毒的野菜往往混杂于可食野菜里面。在采摘过程中要特别注意区分辨识，避免发生食物中毒。几种常见且分布广的有毒野菜介绍如下。

（1）苍耳子：又名苍耳棵。生长在路旁、田间和洼地。三四月份长出小苗，幼苗象黄豆芽般；成年后叶呈心脏形，周围有锯齿；其秋后结的种子带有硬刺。全棵有毒，幼芽及种子的毒性最大。

（2）老公根：又名野胡萝卜、蛇床子。根在幼苗时为灰色，长大后成浅黄色，像胡萝卜。幼苗茎发红，无臭味。但长大后臭味很大，叶和根都有剧毒。

（五）春季不同体质注意事项

中医将人的体质分为九种。但养生还需根据自己体质状况，具体情况具体对待，中医治疗疾病要辨证论治，进行个体化治疗，即因人制宜。养生同样要遵循这一原则。阳虚体质者，春季仍需注意保暖，预防风邪、风寒之邪的侵入，饮食多用稍温热食品，运动量不宜过大，防止汗多阳气耗伤。阴虚体质者注意养阴降火，衣着避免过于厚重，多食用具有清热滋阴食品，多饮水。气郁者多进行户外活动，多与人沟通，可适当增加运动量，食用一些如小金橘、佛手瓜之类的食物。

七、春季常见病、多发病的防治

一年中四时主气不同，其气候变化也各有特点，每一个季节都有其不同的特点。除一般疾病外，还常发生时令性流行病或季节性多发病。《素问·金匮真言论》说："春善病鼽衄，仲夏善病胸胁，长夏善病洞泄寒中，秋善病风疟，冬善病痹厥。"春季气候变化多端，忽冷忽热，变化无常，稍有诱因即可诱发疾病。最常见的疾病有肝病、脾胃病、流行性感冒、哮喘、花粉过敏、红眼病、荨麻疹等。

（一）肝病、脾胃病

肝属木，与自然界春气相通应。春天气候渐暖而风气偏胜，人体肝气应之而旺，故容易受到外界如热毒、湿热等因素的干扰。还有些肝病因受春季气候的影响，易在春季复发。肝阴血不足、肝阳偏亢、或性格内向容易肝气郁结者或脾胃本虚之人常在春季发病，可见眩晕、烦躁易怒，两胁部疼痛，或情志抑郁、焦虑，或中风昏厥；肝气横逆犯脾胃，可出现精神抑郁、两胁胀满、胃脘痞满、嗳气呕恶吞酸、腹痛腹泻等症状。所以春季肝气旺，病气也盛。肝病或脾胃虚弱的人往往在此时发病或病情加重。

调理方法：按照前面所述养生方法进行养生，必要时可以服用西药或中药进行治疗。一般肝胆湿热者用龙胆泻肝丸；肝气郁结者用柴胡疏肝散或逍遥丸；肝旺乘脾者用痛泻要方；肝胃不和者可用舒肝和胃丸；脾胃虚弱者可根据情况选用健脾丸、参苓白术散等。

（二）感冒、流行性感冒

普通感冒是最常见的呼吸道疾病，常由冠状病毒引起。其表现为恶寒发热，鼻塞流涕、打喷嚏、咳嗽、咽部不适等症状，通常舌质淡红，舌苔薄白，脉浮紧或浮数。流行性感冒又称流感，是由流感病毒引起的一种急性呼吸道传染病，也是一种传染性强、传播速度快的疾病。主要通过空气中的飞沫、人与人之间的接触或与被污染物品的接触传播。典型的临床症状是：急起高热、全身疼痛、显著乏力和轻度呼吸道症状。目前还没有特效的治疗手段。普通感冒和流行性感冒均会引起支气管炎、肺炎、心肌炎等严重并发症，因此预防非常重要。预防措施如下[22]：

1. 劳逸结合，锻炼身体增强体质，注意添衣防止受凉。
2. 家里、单位经常开窗换气，保持室内空气流通、新鲜。

3. 在医生的指导下，与病人密切接触的家人、同事等可服用中西药物预防（如板蓝根、金刚烷胺等）。

4. 流感流行季节尽可能不去人多的公共场所，外出要戴口罩预防。

5. 经常彻底洗手，避免脏手接触口、眼、鼻。

6. 接种流感疫苗是基本措施。每年入秋后到防疫部门接种流感疫苗，大多数人可有效预防流感，老人、儿童、体质弱的人更应该接种，但对鸡蛋过敏和正患流感的人禁用疫苗。

辨证用药[23]：中医认为流感是"时行感冒"，属疫病类（即传染病）范畴。

1. 阴虚肺燥（预防为主）

皮肤干燥，咽部不适，口干，目涩，舌质淡红，苔薄白，脉细，治宜滋阴润肺。药用：北沙参30g，玄参10g，金银花10g，连翘10g，麦芽15g，板蓝根15g，桔梗10g。由于西北地区干燥，易伤阴，故应用养阴润肺之剂。

2. 风温犯肺

发热恶寒，头痛，咽痛，鼻塞，咳嗽，舌红苔黄，脉浮数，治宜疏风清热解毒，予银翘散加减。银翘散有抗病毒活性的作用，从中可筛选出7种黄酮成分，能够抑制流感病毒唾液酶的活性和抑制膜融合作用，从而达到抗病毒目的。

3. 邪入肺胃

发热渐甚，咽痛，咳嗽，全身不适，纳呆，大便干燥，小便黄，舌红苔黄，脉浮数微洪，治宜解肌清热，宣肺治胃。方用柴葛解肌汤合麻杏石甘汤加减。柴葛解肌汤是治疗太阳、少阳、阳明三阳合并的方剂。研究证明，该药不仅能抑制病毒的复制，还能增强机体的免疫力。与麻杏石甘汤、西药合用治疗，标本兼治，效果显著。

4. 郁热夹湿

恶寒发热，身痛明显，头痛，无汗鼻塞，纳呆，腹胀，苔白，脉弦滑，治宜宣散解郁，清暑利湿，在清热解毒的基础上加用藿香、厚朴、扁豆、豆蔻等。

5. 正虚邪恋

热病后期，恶寒发热渐轻，疲乏，纳食不节，倦怠懒言，舌淡苔薄白，脉沉细而无力，以"扶正祛邪"为原则，在扶正的基础上加用祛邪之剂，使邪出而不伤正气。药用：白术10g，麦芽10g，甘草10g，太子参15g，女贞子

15g, 黄芪 15g, 玉竹 10g。

治疗感冒常用的中成药有:

通宣理肺片(丸):宣肺平咳,发汗祛寒。适应腠理闭塞、内热炽盛、外感风寒所致的头痛或身痛无汗、咳嗽痰白、咽痛目干、胸闷气短、喉中漉漉等症。成人每日2次,每次3~4片(1丸)。

银翘解毒片、桑菊感冒片、防风通圣丸:疏风解表,清热解毒。均可治疗外感风热。病人抵抗病邪的能力尚强,只是内热加外感,症见头痛(无汗或有汗)、咳嗽(有痰或无痰)、四肢酸痛、口渴咽干、鼻塞头痛。银翘解毒片偏重治身痛无汗、咽喉疼痛;桑菊感冒片则偏重于头痛目眩、咳嗽。

感冒及流行性感冒的防治措施:保持良好的个人及环境卫生;均衡饮食、适量运动、充足休息,避免过度疲劳;在流感高发期,尽量不到人多拥挤、空气污浊的场所;不得已去时,最好戴口罩。常用消毒湿巾擦拭手部,避免病毒经由手传至口中,引起流感。如周围有流感蔓延,可适当服用抗病毒类中成药,如板蓝根颗粒等。

(三)哮喘

支气管哮喘(简称哮喘)是由多种细胞(如嗜酸性粒细胞、肥大细胞、T淋巴细胞、中性粒细胞、气道上皮细胞等)和细胞组分参与的气道慢性炎症性疾患。这种慢性炎症导致气道高反应性的增加,通常出现广泛多变的可逆性气流受限,并引起反复发作性的喘息、气急、胸闷或咳嗽等症状,常在夜间和(或)清晨发作、加剧,多数患者可自行缓解或经治疗缓解[24]。预防措施如下[25]:

1. 确定并减少接触危险因素,包括变应原、病毒、污染物、烟草烟雾、药物及职业致敏因素等。常见过敏原包括尘螨、冷空气、真菌、各类季节性粉尘等。

2. 预防相关疾病,尤其是上呼吸道感染。避免感冒,根据天气适当增减衣物,尽量避免去人流密集的场所以防交叉感染。

3. 充足的休息以及适当的锻炼,维持肺功能水平尽量接近正常。

4. 合理的饮食。鱼、虾、蟹以及一些酒精类饮品有可能造成哮喘复发,要注意此类食物的过敏情况。日常饮食尤其是维生素类要均衡,忌食油腻、生冷、辛辣食物。

4. 增加对疾病的认识和理解,增强自信心和依从性。

5. 采用中医辅助治疗。日常可使用清喘汤、麻杏二三汤等方剂。

（四）流脑

流行性脑脊髓膜炎简称流脑，是由脑膜炎双球菌引起的化脓性脑膜炎。致病菌由鼻咽部侵入血循环，形成败血症，最后局限于脑膜及脊髓膜，形成化脓性脑脊髓膜病变。主要临床表现有发热，头痛、呕吐、皮肤瘀点及颈项强直等脑膜刺激征，脑脊液呈化脓性改变。流脑冬春季节病例高发，一般11～12月份病例开始增多，第二年的2～5月份为发病高峰期。该病是发病率高，危险性大，是严重危害儿童健康的传染病。流脑属于中医风温的范畴，因春季阳气升发，温暖多风，最易形成风热病邪。若此时起居不慎、寒暖失调，使外邪侵入则发为风温。该病发病较急，初起必有发热、微恶寒、咳嗽等肺卫见证。传变较速，易见逆传心包证候。病程中常出现邪热壅肺、气急痰鸣之证。春季若见小儿突然发热、头痛、咳嗽等症状，不要忽视，更不能随便服药，应尽快去医院化验确诊，以防酿成大患。注射流脑疫苗是预防流行性脑脊髓膜炎的有效手段。

（五）花粉过敏

即"季节性变应性鼻炎"，是特应性体质患者被花粉致敏后引起的一系列的病理生理过程，主要表现为呼吸道和结膜的卡他性炎症，可伴有皮肤及其它器官的病变。花粉过敏已成为名副其实的流行病。

花粉过敏症的主要症状为打喷嚏、流涕、流眼泪，鼻、眼及外耳道奇痒，严重者还会诱发气管炎、支气管哮喘、肺心病（多发在春季）。预防措施如下[26]：

1. 尽量避免接触变应原。

2. 室外避免接触花粉类植物，室内使用无致敏作用的床单及被褥，保持室内空气干燥。

3. 远离有害刺激和污染空气，严格禁烟、禁酒，避免被动吸烟。

4. 忌食辛辣及鱼、虾、螃蟹等腥荤之物。

5. 生活要有规律，养成按时作息的良好习惯。起卧有时，顺应四时节气，注意防寒保暖，随气温变化及时增减衣被；防止受凉感冒，感冒易诱发本病发作或与本病相互作用，加重症状。

6. 保持身心愉快，加强锻炼，增强体质，可采取散步、慢跑、太极拳、气功、体操等运动方式，但不宜大汗淋漓。

7. 坚持冷水洗脸以增强机体对气候温差等变化的适应能力，使皮肤经常受到刺激，增加局部血液循环，以保持鼻腔呼吸道通畅。

8. 提高机体免疫力，防过敏可选用玉屏风颗粒或防风通圣丸。

（六）红眼病

红眼病（流行性出血性结膜炎）是一种暴发流行的、剧烈的急性结膜炎，其致病的病原体为肠道病毒 70 型和柯萨奇 A24 型病毒变异株两种病毒引起[27]。本病具有发病急、传染性强、刺激症状重，结膜高度充血、水肿，合并结膜下出血、角膜损害及耳前淋巴腺肿大等特点。预防措施如下：

1. 保持良好的个人卫生习惯，特别是手的卫生，坚决做到"勤洗手，不用脏手揉眼"。

2. 患者接触的用品擦拭消毒，煮沸消毒式开水烧烫等。

3. 提高个人的防病和保健意识。

（七）荨麻疹

荨麻疹俗称风疹块，是由于皮肤、黏膜小血管扩张及渗透性增加而出现的一种局限性水肿反应，通常在 2 ~ 24 小时内消退，但反复发生新的皮疹。病程迁延数日至数月。临床上较为常见。

本病最主要的是寻找和去除病因，明确引起发病的原因并尽量避免。如因食物引起的，应慎食或禁食该类食品；对于通过花粉、动物的皮屑、羽毛、挥发性化学品和烟雾经呼吸道吸入者，应尽量避免接触这类过敏源；对于因冷、热、日光紫外线的照射所引起的，应随时注意气候的变化，随时增减衣物，并避免阳光的直接照射；同时还应注意搞好居住工作环境的卫生，杜绝因尘土、螨虫、蟑螂等虫诱发的荨麻疹；对于因情绪波动而引发的，应保持心情舒畅，避免忧思恼怒、精神紧张、焦虑不安；对于因感染而诱发者，应根据致病的感染源，分别采用驱虫、杀菌、抗病毒、除真菌而治之，控制感染源，以防止其复发；对于寒冷性、水源性的荨麻疹患者，在缓解期最好避免游泳，以免全身漫入到冷水后而诱发[28]。

（刘迎新，王永强，沈红涛，高连印，王蕾，杨铮，段延萍）

附：主要参考文献

1. 李燕. 风筝运动起源的探讨［J］. 当代体育科技, 2014, 4（7）: 122 - 123, 125.

2. 刘振堂. 从放风筝防治颈椎病谈其健身效应［J］. 潍坊学院报, 2005, 5（6）: 151 - 153.

3. 董天恩．放风筝能治颈椎病［J］．科学养生，2009，（5）：27.

4. 张基振，原维佳，胡一平．文化视野中民间体育功能的阐释——以风筝为例［J］．山东体育学院学报，2007，23（3）：53－56.

5. 顾维明．浅谈风筝疗法［J］．中国民间疗法，1994，（4）：15.

6. 张健．告诉您每一味中药的来历：讲故事学中药（第一册）［M］．太原：山西科学技术出版社，2012，9.

7. 田建华．常用中草药鉴别与应用［M］．北京：中医古籍出版社，2007，4.

8. 崔磊．生活中的300种道地药材［M］．北京：化学工业出版社，2011，5.

9. 王燕燕，努尔巴依·阿布都沙力克．蒲公英的民族植物学研究及开发利用［J］．中央民族大学学报（自然科学版），2011，20（2）：23－25，38.

10. 吴佩颖，徐莲英，陶建生．鱼腥草的研究进展［J］．上海中医药杂志，2006，40（3）：62－64.

11. 黄雪梅，蔡军，张海洋．荠菜的生物学特性及其开发利用［J］．辽宁中医学院学报，2005，7（5）：425－426.

12. 王国强．全国中草药汇编［M］．北京：人民卫生出版社，2014，2.

13. 徐颖，陈全战，蔡小宁．菊花脑的研究进展［J］．江苏农业科学，2013，41（5）：10－14.

14. 罗学兵．芒果的营养价值、保健功能及食用方法［J］．中国食物与营养，2011，17（7）：77－79.

15. 蒋依辉，李春雨，戴宏芬，匡瑞彬．山竹的食用药用价值及综合利用研究进展［J］．广东农业科学，2011，（3）：50－53.

16. 宋喜云，任大文，任术琦．桑葚的营养保健功能与综合利用［J］．中国食物与营养，2004，（8）：23－25.

17. 罗学兵，贺良明．草莓的营养价值与保健功能［J］．中国食物与营养，2011，17（4）：74－76.

18. 春季养生之饮之有道［J］．农业工程技术（农产品加工业），2008，（3）：61－62.

19. 宋笛．喝花茶，要对证［J］．家庭医药（快乐养生），2012，（4）：24.

20. 吴启光，谢玉芳．第四讲春季养生与经络保健［J］．现代养生，2009，（4）：23－25.

21. 任秀芝．春季保健防流感［J］．劳动保障世界，2012，（4）：61.

22. 王兰娣，潘文．流行性感冒与中医辨证思路［J］．甘肃中医，2010，23（2）：8－9.

23. 中华医学会呼吸病学分会哮喘学组．支气管哮喘防治指南（支气管哮喘的定义、诊断、治疗及教育和管理方案）［J］．中华结核和呼吸杂志，2003，26（3）：7－13.

24. 冯明军. 支气管哮喘的防治 [J]. 中国药物经济学, 2014, (8): 238－239.

25. 黄卓燕, 张勉, 韦子章, 冯纬纭, 方燕飞. "治未病" 与变应性鼻炎的防治初探 [J]. 中医耳鼻喉科学研究, 2010, 9 (2): 30－32.

26. 耿贯一, 于恩庶, 王慧垣, 等. 流行病学 (第2版) [M]. 北京: 人民卫生出版社, 1996, 1069－1077.

27. 郑文生. 浅谈荨麻疹的复发与防治 [J]. 湖南中医药导报, 2002, 8 (10): 598－599.

四季调摄明理

第四章　夏季养生

第一节　概　述

说到夏季，人们往往会想到气候炎热，绿树成荫之景。诸多描写夏日的成语均映衬出一派酷热之象，如烈日炎炎、烈日中天、骄阳似火、火轮高吐、夏阳酷暑等，也有如夏山如碧、夏树苍翠等成语称颂夏日的生机旺盛。

古代赞美夏季的诗句也有很多，如南朝诗人谢灵运的《游赤石进帆海》中写到"首夏犹清和，芳草亦未歇。"时值初夏，和煦清爽，虽骄阳似火，但草木茂盛，未曾因灼阳烈日而枯萎。又如北宋诗人秦观的《三月晦日偶题》中"芳菲歇去何须恨，夏木阳阴正可人"。春去夏入，诗人未因春日"芳菲"归去而生惆怅，反对那"可人"的夏木绿荫心存眷恋。从诗文中可窥见夏日易令人们性格乐观豪放、豁达向上。

一、夏季的时间划分和各节气的含义

夏季是指立夏到立秋这一时间段，也就是阳历 5 - 7 月份之间，包括立夏、小满、芒种、夏至、小暑、大暑等六个节气。

立夏：夏季的开始。

小满：降雨多，雨量大。夏熟作物籽粒开始灌浆，饱满而未熟。

芒种：雨量充沛，气温升高。有芒夏熟作物（如小麦等）成熟与耕种的最忙时节。

夏至：炎热将至，昼最长，夜最短。

小暑：气候炎热，但尚未至极。

大暑：一年中气温最高，农作物生长最快。

二、夏季的物候特点

夏季的物候特点，如《素问·四气调神大论》所曰："夏三月，此谓蕃秀，天地气交，万物华实"。"夏三月"是指阴历的4－6月；"蕃"是草木葱茏茂盛，层层叠叠的样子，也有多和繁的意思；"秀"是草木孕育果实的样子。夏季，天地之气交会，万物繁盛壮美，开花结实，长养繁秀[1]。在这个季节里，雨水渐充，阳极阴生，万物得润，竞相生长。人体表现出新陈代谢旺盛，阳气外发的特征。从"天人相应"角度来看，夏季养生应顺应此季"阳盛于外"的特点，循"养长之道"，要注意养护人体的阳气[2]。

三、夏季与心脏的关系

夏季，在五行为火，在五味为苦，在五色为赤，在五化为长，在五气为暑，在五方为南，在五脏为心，在六腑为小肠，在五官为舌，在形体为脉，在情志为喜。人体脏器与自然界时季相应，心为阳脏，五行为火，应于夏季。《素问·六节藏象论》中载"心者，……，通于夏气"，故夏季在脏以养心为主。

心主血脉，旺于夏季。脉与心连，是血液运行的通道，心气推动血液在脉管中循环不息，心气的强弱会影响到血液的运行。夏季气候炎热，皮肤毛孔开泄，人体阳气外发。在当令之季节，心气应时而变，其促进气血津液升散的功能增强，将人体的气血津液输布于体表和上部，令气血运行加速，散走体表的过高温度，调控体温的恒定。

"心藏神"的功能是通过心"主血脉"所体现出来的。血是神的物质基础，血以养神，血少则神少，血失则神亡。夏季，气血上达于头面，外至于肌表，易致心中血的相对减少，若神失所养，则神思涣散。夏季在五气应于暑，暑为火热之气所化，暑气导致人得病就成为暑邪。外环境的暑热之气和人体偏旺的阳气相合，根据同类相应的观点，易致心火旺盛。若因火盛而蒸灼血液，则易使气血亏虚，神失所养。又暑邪本身具火热之性，可耗气伤津。如果人体阴阳平衡，机体调节机能正常，可抵御暑邪致病。否则"暑伤心神"，产生心烦、心神散乱的临床表现[3]。

夏季重在养心，应注意心脏自身的气血阴阳的平衡，及心脏与他脏之间的协调关系。心脏本身阴阳不平衡，如过度劳心致心阴不足，心阳偏亢甚至心火上炎，加之外界烈日炎炎，可起到"火上浇油"的作用，对机体极为不利。心为火脏，肾为水脏，正常情况下，心火要下济于肾使肾水不寒，肾水要上济于心使心火不亢，以此来保持这种心肾相交、水火既济的平衡状态。若一个人因房事过度等原因导致肾阴不足，水不济火，身处夏季阳盛阴弱之时，易成心火旺盛之患。

第二节　养生方法

一、精神养生

夏季，人的精神要饱满，情绪要积极。《素问·四气调神大论》指出："夜卧早起，无厌于日，使志无怒，使华英成秀，使气得泄，若所爱在外，此夏气之应，养生之道也。"提示我们在夏天要切忌发怒，应使自身的精神饱满，令体内阳气得到宣散，对外界事物呈现出浓厚的兴趣，这是适应夏季的养生之道。因为只有神气足则人体机能旺盛，若神气涣散则人体的机能就会受到影响。诚如《医书》所云："善摄生者，不劳神，神形既安，祸患何由而致也。"

夏天属火，火气通于心，加之心为火脏，两火相逢，所以心神易受扰动，出现心烦急躁，易怒上火，即所谓"情绪中暑"。不少人常因微不足道的小事与他人闹意见。夏天，当人体处于气温高（>35℃），日照时间长（>12小时），湿度较大（>80%）的环境中时，正常人群中"情绪中暑"的比例会急剧上升。所以，夏季心理调节非常重要，要学会宁心静神，避免不良精神刺激，保持心态淡泊。古代著名养生家嵇康说："夏季炎热，更宜调息静心，常如冰雪在心"，指出"心静自然凉"的夏季精神养生方法[4]，静则生阴，阴阳协调，才能保养心脏。常可通过以下几种方法做到"心静"：

（1）清心寡欲：调节心情，不能大喜大悲，"过喜伤心"，少一分贪念，则会少一分心烦。

（2）闭目静心：空闲之时就闭目养神，可有助于排除杂念。

（3）静坐安神：心静则神安。可在阴凉处，如树荫下、小河旁或屋内静坐15~30分钟即可。

（4）爱好静心：聆听悦耳的琴声、观赏优美的图画，参与垂钓、太极拳等方法入静。

（5）饮食静心：百合、竹叶、莲子、酸枣仁、茯苓等食疗也有助于养心静心。

此外，心在志为喜，喜则气缓。喜可缓精神之紧张，消除身心之负担，是一种良性刺激。平日里适宜的欢笑，时刻怀有乐观情绪，十分有利于养生。但若大喜过度，会使精气耗散太多，心气弛缓，血气涣散，神不守舍，甚至昏厥或死亡。夏天既要心情愉快，又不要大喜过度。要保持喜悦的情绪，应多到室外活动。夏季自然界一派繁荣景象，应多享受自然美景，如去郊区、乡下旅游，有条件最好能到高山森林、海滨地区去疗养，不但放松心情，更能享受自然的恩惠。人们在夏季可以通过参加一些有意义的娱乐活动以培养良好的生活情趣，如看电影、听音乐、看滑稽幽默的表演，老年人可以参加绘画、书法、雕刻、下棋、种花、集邮、钓鱼等活动以怡神调志，这样既可以给生活带来欢乐，又能消除苦闷的情绪，使紧张的神经得以松弛，快乐地度过炎夏。

二、起居养生

（一）睡好"子午觉"

夏季炎热，昼长夜短，人应顺应自然变化晚睡早起，夜间睡眠时间减少，可用午睡补充，或小憩片刻，补充睡眠，消除疲劳，焕发精神。在这里要提一下中国人传统的子午觉，传统中医理论认为，子（夜间11时到凌晨1时）、午（白天11时到13时）两个时辰是每天温差变化最大的时间，阴阳交接，极盛及衰，体内气血阴阳极不平衡，必欲静卧，以候气复。现代研究已经证实：机体各器官功能在凌晨0点至4点时最低；正午至午后1点，此阶段是人体交感神经最疲劳的时期，因此子午睡眠的质量和效率都好，符合养生规律，夏天更应睡午觉。

（二）夏勿贪凉

夏日炎热，腠理开泄，易受风邪侵袭。风为百病之长，为外邪致病的先导，它邪常依附于风侵犯人体，所以有这样的说法："夏夜避风如避箭"。因此夏季睡眠宜宿于室内，勿因贪凉而露宿屋外，以防户外蚊虫叮咬和沾浸露水。睡觉时应卧于床铺之上，这样可避免地面寒湿邪气侵袭机体之患。

夏季，人在房间里吹电扇时要调好风速，控制好吹风扇的时间，一般1小时左右为宜。有空调的房间，更应注意调整温度，控制好室内外温差。我国规定单位用空调温度应在26℃左右。夏季人们应减少在空调房间睡觉的时间。若长期在空调房间睡觉，易令毛孔收缩，外周小动脉呈现收缩痉挛状态，血流减慢，供氧量下降，会出现头痛、眩晕、健忘、疲乏无力等症状。患有心脑血管疾病的人容易诱发中风，甚至"猝死"。

（三）衣着得当

夏日多汗，衣服常被汗液浸湿，衣衫要勤洗勤换，否则会导致皮肤疾病的发生。诚如《千金要方·道林养性》中所说"湿衣与汗衣皆不可久着，令人发疮及风瘙"。夏季穿衣应凉爽、舒适，选择轻、薄、柔软和吸汗性好的布料。在外活动时，不要光脚踩地，否则易被寒湿侵袭。穿运动鞋时，应该穿上吸汗、柔软的棉袜。

三、运动养生

民间有句俗话叫"夏练三伏"，说明夏天运动锻炼的重要性，它不但可以培养人体对炎热环境的适应能力还可磨练人的意志力。中医强调"春夏养阳"。夏季是人体阳气生长之时，故应以调养、保护阳气为主。倘若夏季不能养阳，那么等到了秋季抵抗力就会变弱，就可能引起疾病的发生。运动是振奋阳气，提高机体对外界适应能力的方法之一。适宜夏季的运动有以下几种[5]。

（一）游泳

夏季最佳的运动，莫过于游泳了。游泳是一项不负重的运动，身体各个关节、肌肉和其他组织受到的压力较小。游泳不仅能起到解暑降温的作用，还能提高人的心肺功能；可促进全身运动，消耗热量，使脂肪类物质较好地代谢，避免脂肪在大网膜和皮下堆积，达到减肥的效果；使大脑皮层的兴奋性增高，指挥功能增强，缓解疲劳；促进人体新陈代谢及对营养物质的消化和吸收，增强机体适应外界环境变化的能力与对疾病的抵抗力。因此，游泳是夏季首选的运动项目。

（二）垂钓

炎炎夏日，当人们坐在水塘边或者树荫下，享受着免费的日光浴，呼吸着城市里少有的新鲜空气，感受着醉人的鸟语花香，无论钓不钓鱼，都已经是一种享受了。垂钓也是一种锻炼身体，有益健康的运动形式。之所以把它称为一种运动，是因为人在垂钓的过程中要不断地抛竿、观漂、提竿，时而坐下等鱼，时而遛鱼，时而捞鱼，活动不停。垂钓者经常改变姿势，或蹲，或站，或坐，使全身各部位的机能都能得到充分的锻炼。

（三）散步

炎热夏季，晚饭过后出去散步同样是一种不错的运动选择。夏天晚上的气温不像白天那么高，可以让人充分感受夏日的清凉。散步使心血管机能得以增强，可调节整个血液循环系统和呼吸系统的功能，防止肌肉萎缩，保持关节的灵活性。人在散步时由于下肢要支持体重，从而使下肢和臀部肌肉及骨骼都能得到锻炼。散步时身体向前位移，需参加活动的下肢肌肉群和身体其他部位协调配合，心脏加强收缩，加大心脏的血液输出量，从而对心脏是一个很好的锻炼。散步不仅能够提高机体代谢率，还有助于消除疲劳。轻快的步行可以缓和神经肌肉的紧张，是治疗情绪紧张的一副良药。散步时全身血液循环加快，使脑血流量增加，神经细胞的营养得到改善，可以帮助精神和心理紧张的人放松，对消除疲劳、保养身体以及提高学习和工作效率都是有帮助的。在心理上，步行令人感到轻松愉快，能够缓解生活中的压力及焦虑、抑郁的心态。

（四）舞蹈

舞蹈作为一种有氧运动形式，能够起到锻炼身体、调节情绪、缓解紧张状态，防病治病的作用。它能有效促进人体的血液循环，使身体各器官、各部分的肌肉得到充分的血液供养，又可以调节中枢和自主神经的功能，令人的情绪安定平和，同时还能增强心肺功能，调整新陈代谢活动。在紧张的劳动或晚饭后适当跳舞一段时间，利于人的夜间睡眠，可以减少失眠、肥胖、高血压和动脉硬化等疾病的发生。舞蹈使全身各关节如颈、肩、肘、腕、髋、膝、踝等都能得到有效的锻炼，使肌肉、骨骼、关节匀称，有利于形成正确的体态和健美的形体。长期坚持此项运动，可以使人的肌肉富有弹性，关节灵活、协调。舞蹈还可以矫正人的不良姿势和不理想的形体，纠正不正常的呼吸运动方式。

跳舞的时间一般每次以 1~2 小时为宜。过短无法达到锻炼的效果，过长则容易导致疲劳。舞蹈开始前做好热身运动是必要的，结束后不应立即坐下休息，还应散步片刻舒缓肢体。跳舞的活动量也要适当，需要结合自己的年龄及身体状况，选择适合的舞种和节奏。建议中年及老年人选缓和的慢步和中步，青少年可以尝试一些快步。跳舞场地的选择也要适当，最好是专业的舞场，不然也要选择平整、防滑的地面，以免造成运动损害。另外，跳舞也要注意选择一双合脚的鞋，但最好不要穿高跟鞋。

四、饮食养生

由春入夏，自然界阳气逐渐充盛，人的身体状态也会相应的发生改变。此时饮食结构宜根据人体状态做出调整，从而达到养生保健的目的。

（一）夏令护心

夏季是心脏疾病高发的季节[6]，夏季饮食调理恰当有助于保护心脏。五行学说认为夏时心火当令，汗出较多，汗由津液所化，津液是血液的组成部分，中医历来有"血汗同源"、"汗为心之液"之说，故夏天心中阴血容易耗伤，因为阴血损伤最宜导致心之阳气偏亢，扰及神明导致心烦不眠，甚至心火上炎出现口舌糜烂、生疮等。常见的夏季养心、护心食品有：

1. 小麦：味甘性凉，入心经。甘可养心，凉可除烦，有养心安神、除烦去燥，利小便的功效。小麦是人们生活中的必需品，特别是北方人重要的粮食作物。小麦中含有糖、脂肪、蛋白质等多种成分，以及维生素 E 和 B 族等微量元素，可提供人们日常活动所必需的营养物质，是较为"亲民"的补养食物。未成熟的嫩小麦干粒又叫做"麦鱼"，因其淘洗时常漂浮于水面，故又称为"浮小麦"，是一味常用中药。它的重要药用及养生功效是补养心气，止虚汗及盗汗，对于体质虚弱的中老年人及多汗、盗汗者非常有益。小麦磨粉后筛下的种皮叫做"麦麸"，亦具有补心气、止虚汗的作用，而且麦麸中含较多的维生素 B_1，对于患有脚气病及末梢神经炎的病人尤为适宜。面筋是小麦面和麸皮入水揉洗后所获得的胶粘状物质，被明代李时珍称之为"素食要物"。僧侣及素食之人多爱食之。其味甘性凉，同样具有补心宽中、养血解热、除烦止渴的功效。

常用食谱举例：小麦粥、烤焦馍、麸面糕饼、凉皮等。

食用注意事项：对于糖尿病人，不宜过多食用小麦面食品。

2. 小米：色黄，味甘咸，性凉。入脾胃、肾。食之即滋先天之元（肾），又补后天之本（脾胃）。肾元充盛，脾胃调和，其所化之气血可供养五脏。心为一身之大主，居君主之位，同样受其奉授。小米也是我国北方主要粮食之一，其营养价值高，含有丰富的蛋白质、脂肪和维生素，一直受到人们的青睐。长久以来，人们就有常食小米粥的习惯。小米熬粥后食用，可增强小肠功能，不仅促进其对营养物质的吸收，还可用于治疗因胃肠功能紊乱所导致的心神不安及失眠等症，遂有"代参汤"之美誉。

常用食谱举例：芸豆小米粥、小米山药粥、小米黄芪粥等。

食用注意事项：小米宜与大豆或肉类食物混合食用，可充分补充各种氨基酸；小米粥不宜太稀薄；淘米时次数不能过多，尽量不用手搓，忌长时间浸泡或用热水淘米，防止营养物质流失；小米性凉，体质虚寒者适量食用；霉变的小米不可食用。

3. 木耳：又称"黑木耳"，味甘，性平。木耳具有益气活血，滋肾养胃等功效。常食木耳，对于心脏而言，可以起到补益心气，防止心脉瘀阻等作用。现代研究显示木耳抗凝、降脂、抗血栓、降低血黏度，有助于心血管疾病的预防。木耳中含有丰富的蛋白质，其含量和肉类相当。钙、铁元素含量均高于一般蔬菜。木耳所含胶质成分，可吸附消化道中的"糟粕"，防止肠道对于有毒物质的吸收，从而净化心血管系统。

常用食谱举例：山药炒木耳、木耳拌豆芽、木耳炒鸡蛋等。

食用注意事项：黑木耳宜高温烹煮后食用，可提高膳食纤维及黑木耳多糖的溶解度，有助于吸收利用；出血性疾病患者慎食，防止病情加重。

4. 百合：味甘，性微寒。可入心、肺经。能养阴润肺，清心安神。常用百合配伍地黄等药物，用于治疗热病后余热扰心，所致虚烦不眠、神志恍惚等症。百合本多用于秋季润燥，但夏季食之同样可起到养生护体的作用。夏季阳盛，汗出增多，心阴相对不足，令人常常感到心中烦热。此时，若以百合用做食疗，可起到养心阴，清心热的作用。百合含有蛋白质、脂肪、淀粉、钙、磷、铁及维生素 B_1、维生素 B_2、维生素 C、β-胡萝卜素等营养物质，有良好的营养滋补之功，特别是对神经衰弱等症大有裨益。

常用食谱举例：百合粥、清蒸百合、百合蜜、百合炖肉等。

食用注意事项：百合性寒，体质虚寒者不可多食。

5. 莲子：莲子是莲的成熟种仁。味甘涩，性平，入心经。具有养心神、壮脾胃、益肾元之功效。其补益心之气血的作用，可通过调理先（肾）后（脾胃）天来实现。另外，莲子味苦涩，也可起到清心火的作用。传统医学中常用莲子治疗虚火扰心，失眠不寐等病症。现代药理研究表明，莲子除含有多种维生素、微量元素外，还含有荷叶碱、金丝草甙等物质，对治疗高血压等心血管疾病有效。莲子芯所含的生物碱还具有强心作用。

常用食谱举例：红枣银耳莲子汤、银耳莲子羹、红豆莲子粥等。

食用注意事项：莲心不可与蟹、龟类同服，否则可出现某些不良反应。

勿与牛奶同服，否则会加重便秘。患便秘及痔疮者不可服用。

6. 红枣：红枣又名大枣，富含蛋白质、脂肪、糖类、胡萝卜素、B族维生素、维生素C、维生素P以及钙、磷、铁等多种营养成分。中医理论认为，红枣性温，味甘，入脾、肺经。具有益气补虚、养血安神、健脾和胃的作用，是脾胃虚弱患者很好的补益食品。红枣通过补益中焦来促进气血的化生，从而将营养物质上奉心主，补益心之气血。

常用食谱举例：红枣花生炖鸡、鲜菇红枣鸡汤、红枣菊花粥等。

食用注意事项：不宜和黄瓜、萝卜或动物肝脏同食，否则影响红枣中营养物质吸收。腐败变质的红枣禁服。服退热药时不可进食红枣，否则影响药物吸收速度。脾胃虚弱者，不可过多食用红枣，恐滋腻碍胃。

6. 猪心：性平，味甘咸，入心经。有补虚、养心、安神的功效，可用于治疗因气血不足，心神失养所致惊悸、怔忡、失眠等症。与猪肉相比较，猪心中所含的蛋白质较多，而脂肪含量较少，是一种优质的肌肉蛋白。另外猪心中含有较多的钙、磷、铁、维生素、烟酸等成分，能够补充心肌营养，增强心肌收缩力。

常用食谱举例：猪心红枣汤、莲子百合猪心汤、柏子仁炖猪心等。

食用注意事项：高胆固醇血症患者忌食。

至于去心火，那就不得不提"苦味食物"。从五行角度来看，苦味食品入心经，"吃苦度夏"是中医学自古就有的说法。科学研究发现，苦味食物集多种医疗、保健功能于一身，其含有的氨基酸、维生素、微量元素等，具有解热去暑、抗菌消炎、提神醒脑、缓解疲劳等功效，非常适宜夏季人体所需。

1. 苦瓜：苦瓜又叫凉瓜，性寒味苦，入心、肝、脾、肺经。凡苦寒之物，多有清泄火热的作用。苦瓜入心，可清心之实热。能辅助治疗中暑、暑热心烦、目赤肿痛、痈肿丹毒等病症。苦瓜含维生素C较高，可预防坏血病、防止动脉粥样硬化、提高机体应激能力及保护心脏。苦瓜还具备降血脂和血压的特点，这些对心脏病人十分有益。不仅如此，苦瓜还能预防骨质疏松、调节内分泌、抗氧化等作用，同时进一步提高人体抵抗力，提高身体里面的反应机制。

常用食谱举例：凉拌苦瓜、苦瓜炒鸡蛋、苦瓜炒肉等。

食用注意事项：苦瓜性寒，脾胃虚寒者不宜多食。苦瓜中含有少量奎宁，能刺激子宫收缩、引起流产，故孕妇食用应适量。

2. 莴笋：莴笋性凉，味甘、苦。归胃、小肠经。有利五脏，通经脉，清热利尿等功效。中医认为心与小肠相表里，心火可被引导从小便而去。莴笋清心热一方面依其寒凉之性，另一方面可据其利尿的功效以达到清心的目的。莴笋中含有较多的钾元素，从而促进排尿，降低心脏负荷，对高血压、水肿和心脏病人颇为有益。莴笋中还含有较多的氟元素，其有利于牙齿和骨骼的生长。

常用食谱举例：凉拌莴笋、清炒莴笋丝、莴笋炒肉等。

食用注意事项：莴笋与乳酪同食，会引起腹痛、腹泻。与石榴同食，易产生毒素。患有眼疾的人（特别是夜盲症患者）应少食。

3. 苦菜：又名败酱草，味苦性寒。入心、脾、胃及大肠经。在中医学里作为常用的清热解毒药，常与他药合用治疗肠痈、肺痈和痈肿疮毒等病。另外，《医林纂要》中记载其能泻心解暑，去热除烦。故日常食用还可起到辅助治疗夏暑邪热扰心等病症的目的。苦菜中含有蛋白质、糖、粗纤维以及钙、磷、锌、铜、铁、锰等矿物元素，以及维生素 B_1、维生素 B_2、维生素 C、胡萝卜素等微量元素，具有较高的营养价值。

常用食谱举例：凉拌苦菜、苦菜鸡蛋饼、蘸水苦菜等

食用注意事项：脾胃虚寒者不宜食用。

4. 旱芹：芹菜产于北方者名"旱芹"，又叫"药芹"、"香芹"。旱芹味甘苦，性凉，是清热泄火的养生之品，食之可清除夏季心中烦热，从而达到清热养心的目的。热性体质者尤宜食之。旱芹所含的芹菜素，具有降压、降脂的作用，能够预防动脉硬化的发生，故适宜高血脂、高血压及动脉硬化患者日常食用。

常用食谱举例：旱芹炒苦瓜、旱芹粥、海米焯旱芹等。

食用注意事项：脾胃虚寒者不宜食用。患有头癣等皮肤病者勿食。

5. 荷叶：又称莲叶。其颜色青绿，气味芬芳，是药膳中常用之品。性平，味苦涩。入心、肝、脾经。能清热祛暑、凉血、止血。荷叶中含有莲碱、荷叶碱等多种生物碱及维生素 C、多糖成分，可供给人体所需营养。随着荷叶降血脂、降胆固醇等作用被发现，其食疗范围被不断扩大。

常用食谱举例：荷叶粥、荷叶糯米饭、荷叶排骨等。

食用注意事项：荷叶性偏凉，虚寒体质者慎食。荷叶畏茯苓，同食可能产生毒性或降低疗效。荷叶也不能与银器和桐油相接触，否则也会产生毒性或降低疗效。荷叶有一定收涩之性，女性经期不宜食用。

6. 鲜穿心莲叶：味苦性寒。入心、肺、大肠及膀胱经。有清热、凉血、

解毒、消肿等功效。夏季心火亢盛，舌为心苗，易见心中烦热，口舌生疮等症状。食用新鲜穿心莲叶能够起到清热泻火的作用。另外，鲜穿心莲叶抗炎、抗病毒等作用亦逐渐被发现。

常用食谱举例：凉拌穿心莲、蒜蓉穿心莲、姜丝穿心莲等。

食用注意事项：本品性寒，不宜久服，脾胃虚寒者不宜用。大量食用会引起胃肠不适，食欲减退。

（二）夏令除湿

夏季不仅气候炎热，而且雨水渐充，呈现出"阴生阳长"的特点。阴雨连绵，或久居雾露之地，或涉水淋雨，水上作业等均易使人感受外在湿邪。若夏日贪凉饮冷，过食油腻，损伤脾胃，体内水液运化失常，也会导致人体内在湿邪的产生。湿邪侵袭人体，会令人出现头重如裹，四肢重着，不思饮食等症状，而且这些症状往往持续时间较长，缠绵不愈。因此夏季除湿对于健康来讲就显得尤为必要。日常生活中经常使用以下药食同源食材可以帮助我们达到祛除体内湿邪的目的。

1. 薏米：又称薏苡仁、药玉米等。中医学认为其味甘淡，性微寒，入脾、胃、肺及大肠经。有清热利湿，健脾养胃，通利小便等功效。凭其药用价值常用于湿热诸证的治疗。薏米是消暑祛湿的佳品。广东一带气候潮湿闷热，当地人就有夏饮薏米茶对抗暑气的习惯。如今，薏米到处都可以买到，平日里可用薏米煮水，夏季外出前装入瓶中做饮料饮用，既解渴，又消暑，一举两得。薏米不但有除湿清热，助人度夏的作用，还能促进新陈代谢、减轻胃肠负担、降脂、降糖等，可作为病中或病后体弱患者的滋补食品以及预防心脑血管病的保健食品。薏米中含有维生素 B_1、维生素 E，对于防治脚气病十分有帮助。薏米中的硒元素，还可起到防癌的作用，能够抑制肿瘤细胞聚集，减少癌症的发生率。

常用食谱举例：薏米红豆莲子粥、薏米冬瓜排骨汤、薏米山药老鸭汤等。

食用注意事项：薏米性寒，不宜长期大量服用。虚寒体质及便秘者少食。孕妇及正值经期的妇女勿食。薏米所含的糖类黏性较高，多食妨碍消化。

2. 赤小豆：赤小豆又称为红豆、赤豆等。赤小豆色红，味甘酸、性平，入心、脾及小肠经。红色入心，甘可补益，对心脾有滋养作用，并能利水渗湿，解毒排脓，为食疗之佳品。其治脾虚湿盛，水肿胀满等，疗效显著。赤小豆的利尿作用，对于心源性水肿患者十分有益，可帮助患者减轻心脏负荷，缓解病情。另外，赤小豆还可降压，降糖，降脂，润肠通便，对于预防代谢及心脑血管病同样起到积极作用。赤小豆富含叶酸，产妇食用后有催乳的功效。

常用食谱举例：赤小豆粥、莲子红豆沙、炒薏米红豆饭等。

食用注意事项：尿频者少食。

3. 白扁豆：味甘，性微温，入脾、胃经。有健脾化湿、利尿消肿及祛暑等功效，传统医学将其与人参、茯苓等药配伍，用于治疗脾虚湿盛泄泻，食欲不振等症。白扁豆的营养价值较高，其所含矿物质和维生素含量均高于瓜菜类和部分根茎菜。民间常用白扁豆与粳米等谷物煮粥来护养脾胃，也是中老年长寿食用之佳品。

常用食谱举例：白扁豆粥、炒白扁豆等。

食用注意事项：白扁豆中含有不溶于水的凝集素，具有一定毒性，食用时应煮熟蒸透。

4. 绿豆：味甘，性凉。入于心、胃经。它是我国民间传统豆类食物之一，深受老百姓的喜爱。炎炎夏日，人体水液损失较大，电解质紊乱，用绿豆制成绿豆汤饮用，可及时补充水分和无机盐，维持水电解质平衡，可谓是经典的消暑饮品。绿豆清热解毒，利湿消肿，除烦止渴、消暑的功效使其自身具备一定的药用价值。将其煮后食用可辅助治疗暑热、水肿、疮痈丹毒等病症。绿豆中含有的多糖成分对血清脂蛋白酶能起到增强其活性的作用，有利于脂蛋白甘油三酯的水解，从而预防夏季心血管疾病的发生。夏日人们往往食欲不佳，绿豆含有的蛋白质和磷脂可起到兴奋神经，增强食欲的作用，进而维持各脏腑器官的营养供应。

常用食谱举例：绿豆汤、绿豆粥、南瓜绿豆薏仁粥等。

食用注意事项：绿豆性寒，属阳虚体质者或老人、小儿等胃肠功能弱者少食。服各类药物期间勿食，以免降低药物疗效。

（三）夏令增"辛"

在我国民间有"冬吃萝卜夏吃姜，不用医生开药方"之说。有人也许会问"夏天为什么要吃姜？"那是因为其味辛，辛能发散，有助于汗液排泄，降温提神，增加食欲。盛夏季节，细菌滋生，污染食物，人食后极易引起急性肠胃疾病，此时若吃些生姜或用干姜加茶用沸水冲泡后饮用，能起到一定的防治作用。科学家通过研究已发现，生姜能起到类似某些抗菌素的作用，对沙门氏菌尤有成效。生姜还能杀灭口腔及肠道致病菌，用生姜水含漱治疗口臭和牙周炎，收效显著。夏天，人们贪凉，很容易受寒，进而引起感冒，这时可饮姜糖水以驱逐体内风寒。中医认为生姜有提神醒脑的功效，乃"通神明"之品。夏季中暑昏厥不省人事时，可灌服姜汁以促其苏醒。夏季，易感受暑热之邪的病人，或表现为头昏、心悸及胸闷恶心者，平日适当吃点生姜汤确有裨益。人丹历来就是家喻户晓的防暑中成药，其中就含有生姜的成分，其功效在于驱风健胃和提神醒脑。

（四）夏令清补

夏季人体内气与津液因外界环境多有亏耗。夏日进补应采取益气滋阴、健脾养胃、清暑化湿的"清补"原则，尤其是脾虚者，饮食调养宜选用性质平和、易于消化、补而不腻的食品。

1. 鸭肉：鸭为水禽，生活于水边。传统医学认为其性偏凉，味甘微咸，特别适于夏季滋补食用，阳盛体质者亦可食之。鸭肉入脾胃、肺及肾经，有补血除热、养胃生津等功效。鸭肉偏凉，肥而不腻，夏季食用不会引起上火等问题。食之既能补充过度消耗的营养，又可祛除暑热给人带来的困扰，因此鸭肉应作为夏季食用肉类的首选。

常用食谱举例：鸭肉蒸山药、烤鸭、腐竹烧鸭等。

食用注意事项：鸭肉性偏寒凉，素体阳虚或者因寒引起胃疼、腹泻等症者，以少食鸭肉为宜。

2. 兔肉：兔肉也属于凉性肉。入脾、肝及大肠经。兔肉质嫩味鲜，与其他肉类相比，极易被消化吸收，具有补中益气、清热止渴等作用。兔肉中富含多种氨基酸，特别是人体最易缺乏的赖氨酸及色氨酸。脂肪、胆固醇等物质含量低，有"荤中之素"的美称。值得一提的是，兔肉内卵磷脂（大脑发育所必需的物质）含量高，能起到健脑益智的作用。夏季食用兔肉对高血压、冠心病、糖尿病等患者十分有益，可保护其血管壁，防止血栓的形成。另外，兔肉中所含的少量脂肪多为不饱和脂肪酸，常吃不会增肥，是肥胖者的理想食品。

常用食谱举例：冬瓜兔肉汤、红烧兔肉、土豆炖兔肉等。

食用注意事项：阳虚体质者不宜常食兔肉。兔肉勿与鸭血同食，否则易致腹泻。

3. 驴肉：民间素有"天上龙肉，地上驴肉"之说，这是人们对驴肉的褒奖。驴肉肉质细腻，非一般肉类可比。驴肉中含有 8 种人体必需氨酸和 10 种非必需氨基酸。其蛋白质含量丰富，低脂肪、低胆固醇，对动脉硬化、冠心病、高血压等心脑血管病患者有着良好的保健作用。驴肉味甘酸，性平，具益气补血之功，宜于素体虚弱或病后体虚者之调养。

常用食谱举例：驴肉火烧、清汤砂锅驴肉、红焖驴肉等。

食用注意事项：忌与猪肉同食，否则易引起腹泻。脾胃功能弱者，少食之。

5. 瘦猪肉：传统医学认为猪肉性平味甘，对体弱病虚者，能起到补虚强身、滋阴润燥的作用，是良好的营养滋补品。瘦猪肉不仅能为人类提供优质蛋白和必需脂肪酸，还能提供钙、磷、铁等营养元素。猪瘦肉含有的 B 族维生素比牛羊肉高，能调节新陈代谢，增强免疫系统和神经系统的功能，预防贫血发生。猪瘦肉中的血红蛋白易被人体吸收，因此，吃瘦肉可达到补充铁的目的。猪瘦肉经烹调后味道鲜美，质地细软。猪肉经长时间炖煮后，不饱和脂肪酸增加，而脂肪和胆固醇含量会大大降低，食用后不会加重人体代谢负担。

常用食谱举例：木须肉、玉竹瘦猪肉汤、香菇炒肉等。

食用注意事项：猪肉莫用热水清洗，否则部分营养物质将溶于热水中。消化系统薄弱者不宜多食。猪肉不可与马肉、驴肉同食，否则易引起腹泻。服乌梅、大黄等中药时禁食，否则易引起动风、泄泻等不良反应。

（五）夏令蔬果

夏季气温高，与其他季节相比，人体丢失的水分增多，需要及时补充水分。多吃凉性蔬菜（如西红柿、茄子等）或含水量多的瓜类蔬菜（如冬瓜、黄瓜等），可起到清热、补水的作用。另外，瓜类蔬菜含"钾"较多，而含"钠"较少，即具有高钾低钠的特点，这种特性使得这类蔬菜具有降低血压、保护心血管的作用。

1. 西红柿：西红柿又称番茄，味甘酸，性微寒。入肝、肺、胃经。有清热解毒，生津止渴及凉血等功效，夏季食用助人清解暑热。西红柿中含有多种有益成分：西红柿中所含的部分维生素和矿物质元素能保护心血管，减少夏季心脏病的发作；番茄红素具有一定抗氧化能力，能清除自由基，保护细胞，使其免遭破坏，有效减少癌症风险；西红柿中的维 C 能降低血压，对高血压、肾脏病人有良好的辅助治疗作用；西红柿所含的苹果酸或柠檬酸，有助于胃液对脂肪及蛋白质的消化等。

常用食谱举例：西红柿炒鸡蛋、西红柿炖牛肉、凉拌西红柿等。

食用注意事项：空腹时不宜食用西红柿，否则易引起腹胀、胃肠疼痛。西红柿不宜与黄瓜同食，黄瓜中分解酶会降解前者所含的维生素C。西红柿性偏凉，久病体弱、身体虚寒者不宜多吃。服用肝素、双香豆素等抗凝血药物时不宜食用。

2. 茄子：茄子味甘性凉，入脾、胃、大肠经。具有清热止血，消肿止痛的功效。茄子所含维生素P能增强人体细胞间的粘着力，增强毛细血管的弹性，减低毛细血管的脆性及渗透性，防止微血管破裂出血，使心血管保持正常的功能，防治心脏病的发生。茄子中含有龙葵碱，这种物质能抑制消化系统肿瘤的增殖，对于防治胃癌有一定效果，因此茄子也可算作抗癌食品中的一员。茄子含有维生素E，能防止出血，对抗衰老。常吃茄子，还可控制血液中胆固醇水平，对预防高血脂、心脏病等具有积极的意义。

常用食谱举例：凉拌茄子、鱼香茄子、蒜香烤茄子等。

食用注意事项：、茄子性寒凉，脾胃虚寒腹泻者不宜多吃。食用茄子以新鲜为好，久放后含有较多茄碱，对人体有害，不宜多吃。

3. 生菜：又名春菜，其性凉，味甘，微苦，入胃经和小肠经。生菜富含水分，生食清脆爽口，可解夏日邪热，除烦止渴。生菜中膳食纤维和维生素C较多，有消除多余脂肪的作用，故又有减肥的功效。生菜茎叶中含有莴苣素，是生菜味苦的来源，其能降低血中胆固醇水平，防治高血脂等代谢异常。甘露醇也是生菜所含成分之一，有利尿和促进血液循环的作用，对于水肿病人有一定好处。

常用食谱举例：蚝油生菜、炝拌生菜、生菜沙拉等。

食用注意事项：生菜性偏寒凉。尿频、脾胃虚寒者应少食。生菜含有草酸，容易与钙形成草酸钙，因此患有泌尿系统疾病（如肾结石等）者不宜多吃。

4. 茭白：茭白味甘性微寒，入肺、脾经。有祛湿除热、生津止渴、利尿及催乳等多种功效，尤宜夏季暑湿当道之时食用。适时而食能除暑热，解湿困，生津液，止烦渴，利小便，消水肿，还能解除酒毒，治酒醉不醒。茭白含较多的碳水化合物、蛋白质、脂肪等，能补充人体的营养物质，维持人体代谢所需。

常用食谱举例：油焖茭白、茭白肉丝、素炒茭白等。

食用注意事项：茭白中含有较多的难溶性草酸钙，其钙质不容易被人体所吸收，肾脏疾病、尿路结石或尿中草酸盐类结晶较多者勿食。茭白性寒，凡脾胃虚寒者勿食。茭白属酸性食物，服用磺胺药时禁食茭白。

5. 莲藕：莲藕味甘性寒，入心、脾、胃经。莲藕生食性寒，能清热凉血，可用来治疗热性病症。莲藕多汁、对热病口渴及出血者尤为有益。莲藕中含有黏液蛋白和膳食纤维，与人体胆酸盐，食物中的脂肪组织结合，促使其从粪便中排出，从而减少人体对脂类的吸收，能起到预防高血脂的目的。莲藕散发出一种独特清香，能增进食欲，促进消化，有益于盛夏人体食欲的恢复。藕的营养价值也很高，富含多种微量元素、植物蛋白、维生素以及淀粉，可增强人体免疫力。

常用食谱举例：凉拌藕片、糯米藕、蜜汁莲藕等。

食用注意事项：生藕性偏凉，脾虚胃寒腹泻者不宜食用。生藕食用后难于消化，有碍脾胃，所以宜食用熟藕。莲藕不应与含铁较多的食物（如大豆、猪肝等）同食，否则容易导致食物中铁吸收障碍。

6. 豇豆：豇豆味甘性平，入脾、肾经。具有健脾补肾、理气宽中等功效。夏季食用豇豆通过补中健脾，以达到促进食欲，运化水谷，补养机体的目的。又由于暑湿伤中，易阻遏中焦气机，易导致腹胀等症状，适量进食豇豆可起到调理中焦气机的作用，从而缓解诸证。豇豆能为人体提供易于消化的优质蛋白，适量的碳水化合物及多种维生素、微量元素，能及时补充人体所需营养物质。豇豆中含有的 B 族维生素有助于胃肠道的消化功能，可帮助消化，增进食欲。另外，豇豆中的维生素 C 能促进机体合成抗体，提高抗病毒能力。其所含磷脂成分有促进胰岛素分泌，参加糖代谢的作用，是糖尿病病人的理想食品。

常用食谱举例：芝香豇豆、肉丝豇豆角、蒜泥炒豇豆等。

食用注意事项：豇豆不可生吃，生吃会引起呕吐或腹泻。食用凉拌豇豆也应将豇豆用水煮熟。豇豆不可多食、贪食，否则易引起腹部膨胀，导致消化不良。

7. 冬瓜：冬瓜性甘、淡，入肺、大肠及膀胱经。因其瓜面上覆有一层白粉状的东西，恰似冬天的霜雪，故由此得名。具有清热解毒，利水消肿，生津除烦，利胆等功效。对于夏季感受暑邪而生心烦口渴诸证者尤为适宜。与苦瓜、黄瓜相比，冬瓜虽食用起来淡薄无味，但其自身是营养价值很高的蔬菜。冬瓜中脂肪含量少，且含有丙醇二酸，能阻止体内脂肪堆积。而冬瓜皮、肉中含有较多的维生素 B_1，能促进糖和脂肪的代谢。同时由于冬瓜含维生素 C 较多，且钾盐含量高、钠盐含量低，故更适合需要低钠食物的高血压、肾脏病、水肿病等患者。因此，常吃冬瓜不但能减肥轻身，对肾炎水肿者有消肿作用，也是糖尿病及高血压患者的理想佳蔬。

常用食谱举例：冬瓜粥、冬瓜海米汤、干贝冬瓜球等。

食用注意事项：冬瓜性寒，脾胃虚寒者慎食；久病与阳虚体质者忌食。

8. 黄瓜：黄瓜性凉味甘，入脾、胃及大肠经。黄瓜的含水量为 96% ~ 98%，亦菜亦果，具有除热，利尿，解毒的功效。夏季食用后可治暑湿所致胸闷烦渴、小便短少等症。黄瓜不但脆嫩清香，味道鲜美，而且营养丰富。它含有糖、矿物质、维生素及多种游离氨基酸、细纤维素、绿原酸等物质。特别是黄瓜中的葫芦素 C 成分，具有一定的抗癌作用。黄瓜中也含有丙醇二酸这种成分，能抑制多余的糖转化为脂肪，对胖人有减肥作用。黄瓜具有一定的降血糖作用，对糖尿病患者来说，黄瓜是最好的养生食物。黄瓜汁还有舒展皱纹、保护皮肤的作用，是爱美女性在美容中常用的天然原料。

常用食谱举例：黄瓜炒鸡蛋、凉拌黄瓜条、黄瓜肉末粥等。

食用注意事项：黄瓜不宜与果仁类同食，否则会导致腹泻。黄瓜不宜与西红柿同食，食用会妨碍人体对后者维生素 C 的吸收。黄瓜不应生吃过多，恐伤脾胃。

9. 丝瓜：丝瓜味甘性凉，入肝经和胃经。丝瓜翠绿鲜嫩，清香脆甜，是夏日里清热泻火、凉血解毒的一道佳肴。丝瓜不仅营养丰富，而且有药用价值，浑身都是宝。丝瓜含较为丰富的营养成分，如蛋白质、淀粉、脂肪、植物黏液、糖类、矿物质及维生素等，加上其本身色泽翠绿，爽口清利，开胃下饭，在热不思食的夏天，食用丝瓜既能消暑度夏，又能补充营养，对健康大为有益。

丝瓜的药用价值也很高，肉、瓤、藤、花、叶均有药用价值，全身都可入药，可以治疗多种疾病。丝瓜络水煎，加蜂蜜适量内服，可辅助治疗尿路感染；丝瓜花有清热解毒功效，可用于治疗肺热咳嗽、咽痛、鼻炎、痔疮等症；丝瓜叶具有消炎、止血的功效，针对顽癣也起到一定的效果；丝瓜藤可杀虫解毒，捣碎后对疮疡处外敷可起到辅助治疗的作用；嫩丝瓜做菜还具有清热祛风，凉血解毒，化痰止咳的疗效，可治痰火、便秘、尿赤等病症。丝瓜还是不可多得的天然美容剂，能消雀斑、增白、除皱纹。女性月经不调以及身体疲乏者特别适宜多吃丝瓜。

常用食谱举例：丝瓜炒鸡蛋、炒丝瓜、丝瓜山药等。

食用注意事项：丝瓜性寒，对于因寒邪所致各类疾病者慎食，食用会加重病情。丝瓜体滑，能滑肠致泻，脾虚便溏者不宜服用。

10. 西葫芦：西葫芦富含水分，性凉味甘，入脾、胃经。具有润泽肌肤、清热利尿，除烦止渴等多重功效，亦适于应对夏季暑热湿邪困扰，可辅助治疗烦渴、水肿、腹水等症，并能提高免疫力，有抗病毒和抗肿瘤的作用。西葫芦中含有维生素 C、胡萝卜素、钙、瓜氨酸、葫芦巴碱等物质，营养十分丰富，有助于盛夏补充人体营养所需。

常用食谱举例：凉拌西葫芦、西葫芦锅贴、西葫芦炒鸡蛋等。

食用注意事项：西葫芦性寒，脾胃虚寒者慎食。

11. 西瓜：西瓜是夏令时节不得不提的水果，它是瓜类水果中清暑解渴的首选。夏天出现中暑、发热、心烦、口渴或者其他急性热病时，均宜用西瓜进行辅助食疗。中医学认为西瓜是夏令解暑佳品，其性寒味甘，功善消暑利尿、除烦止渴。有"天然白虎汤"之称。凡暑热病症，见烦渴心烦、小便短赤不利及伤酒等证，均适合食之。若暑证内有寒湿者则不宜进食。而且，西瓜最好不要放在冰箱里，最近国外有研究表明，未经冰镇过的西瓜中所含的番茄红素、胡萝卜素要高于冰镇西瓜。

12. 桃子：桃子颜色艳丽，果香怡人，汁多味美，营养丰富，因此被称为"天下第一果"，在民间一些传说中又有"寿桃"、"仙桃"的美誉。其性温，味甘酸，归胃、大肠经。具有养阴生津，润燥活血的功效，可用于辅助治疗夏日口渴，阴虚喘咳，盗汗等症。桃是一种营养价值很高的水果，含有糖、脂肪、蛋白质、钙、磷、铁和维生素 B、C 等多种成分，其铁含量在水果中位居前列，故桃是缺铁性贫血的理想食物。桃仁提取物有抗凝血作用，并能抑制咳嗽中枢而止咳，同时能使血压下降，可用于高血压病人的辅助治疗。桃子性温，一次不要食用太多，否则会令人上火，阴虚阳盛体质者要少食。桃子含有较多的糖类物质，糖尿病患者或血糖高者要慎食。

13. 樱桃：樱桃性温，味甘，入肝、脾经。能益气，健脾，和胃及祛湿。对于夏天暑湿伤中，不思饮食，气虚乏力，四肢困重者尤为适宜。在众多水果家族中，一般水果的铁的含量较低，而每百克樱桃中含铁量多达 59mg，位居水果之首，是贫血患者的适宜食品。樱桃中也含有糖、枸橼酸、酒石酸、胡萝卜素、维生素 C、铁、钙、磷等多种成分，对于维持夏季人体正常代谢十分有益。但樱桃性温、含糖，热性病及虚热者，糖尿病者忌食；有溃疡症状、上火者，肾病患者慎食。

14. 杨梅：杨梅味酸甘，性平。有生津止渴及开胃等功效，是夏季祛暑之良品，特别适于夏热口渴，食欲不振的人。在 6000 多年以前，我国就有时人采食野生杨梅的记载。《本草纲目》中说杨梅"可止渴，和五脏，能涤肠胃，除烦愦恶气。"可见传统医学对杨梅的功效早有深识。杨梅含丰富的蛋白质、铁、镁、铜和维生素 C、柠檬酸等多种有益成份。果实不仅可以生吃，还可加工成酱、汁、酒等众多食品。民间常挑选上等的杨梅浸于白酒之中，做成"烧酒杨梅"。在赤日炎炎的盛夏，吃上几颗烧酒杨梅，能消暑开胃，助人度夏。杨梅鲜果味酸含糖，有牙齿疾患及糖尿病病人忌食。

15. 葡萄：葡萄颜色紫艳，味道鲜美，兼具一定的营养价值，被人们称为水果中的"水晶明珠"。传统医学认为葡萄性平味甘微酸，入肝、肺、肾经。《神农本草经》记载葡萄能"益气，倍力，强志，令人肥健，耐饥忍风寒。久食轻身，不老延年。"这说明葡萄具有补益气血，滋补肝肾，开胃生津等功效。夏季人体伤津耗气，食饮无味，年老体弱者诸证更甚，常食葡萄可助人食欲，促进水谷化生，从而补益气血，滋养五脏，也令年老者肝肾得养，延年益寿。法国科学家研究发现，葡萄能阻止血栓形成，并降低人体血清胆固醇水平及血小板聚集力，对于夏季预防心脑血管病有一定作用。葡萄含糖较多，糖尿病患者忌吃。葡萄过食易滋腻碍胃生热，故应适量食用。

16. 香瓜：香瓜气味清香，味甘性寒，入心、胃二经。夏季食用具有清热解暑，除烦止渴、利尿的功效。对于因暑热所致的胸闷不舒、食欲不振、口渴心烦、小便不利等症，均具有良好的保健作用。香瓜作为夏令消暑的瓜果，其营养方面除水份及蛋白质外，其他物质含量几乎可与西瓜媲美，特别是矿物质、芳香类物质、糖类以及维生素 C 均高于西瓜。常食甜瓜，有利于人体心脏、肝脏和肠道系统的活动，促进内分泌及造血机能。香瓜中所含的葫芦素具有一定的防癌作用，并能防止癌细胞扩散。香瓜性寒，脾胃虚弱及虚寒体质者慎食。香瓜蒂又名苦丁香，有毒勿食用。香瓜不宜与田螺、螃蟹等同食。

17. 哈密瓜：哈密瓜味甘性寒，入心、胃经。有清暑热，解烦渴，利小便的功效。可治盛夏中暑、口渴、尿路感染等病症，是夏季解暑的佳品。哈密瓜含有的铁元素和维生素 C 对人体造血机能有显著的促进作用，可以用来作为贫血的食疗之品。盛夏时节，阳光暴晒，人体皮肤黑色素沉积，使皮肤变黑、缺乏光泽，形成太阳斑。哈密瓜中含有丰富的抗氧化剂，而这种抗氧化剂能够有效增强细胞抗防晒的能力，减少皮肤黑色素的形成。哈密瓜中钾的含量也很高。钾可以给身体提供保护，还能够保持正常的心率和血压，可以有效地预防冠心病。哈密瓜含糖量高，不适合糖尿病患者和血糖高者食用。

18. 香蕉：香蕉味甘性寒，入肺与大肠经。有清热止渴、润肺通便等功效。香蕉能缓解夏日人体相对缺钾的状态，它所含的丰富的钾元素能防治血管过度收缩，预防心脑血管疾病的发生。有媒体报道，三餐分别吃一根香蕉，能够为人体提供丰富的钾，从而使得大脑血凝块几率降低约21%。香蕉还是清理肠道的佳品，能润肠通便，辅助治疗津亏肠燥所引起的便秘。香蕉性寒，脾胃虚寒者慎食。糖尿病患者忌食，以免血糖升高。

（六）夏令饮茶

炎热的夏季，各式饮料层出不穷。在众多的饮料中，既可消暑清热，又能调养心神者，最佳选择非茶莫属了。

1. 绿茶：民间有"夏饮绿"的说法，夏季推荐饮用绿茶。绿茶在我国被誉为"国饮"。绿茶保留了鲜茶叶内的天然物质，形成了其"清汤绿叶，收敛性强"的特点。夏饮绿茶可达到清暑解热、生津止渴的作用。绿茶中的茶多酚、咖啡碱等具有一定的防晒、防辐射、消炎止泻的功效。夏令时节天气炎热，人体出汗较多。绿茶中富含钾，夏饮绿茶既能补水，又能补充因出汗而丢失的钾。绿茶应该一日内频饮，这样人体能够充分吸收茶中的茶多酚及儿茶素。绿茶性寒味苦，冰镇后其性过寒，不适宜女性及胃寒的人饮用。

2. 乌龙茶：乌龙茶是一种"半发酵茶"，综合了绿茶和红茶的制法，有"绿叶红镶边"的美誉。其既有红茶的浓鲜，又有绿茶的清香。品尝后齿颊留香，回味甘鲜。乌龙茶与一般茶叶一样，具有提神除疲、防暑解热、利尿生津等功效。此外，乌龙茶的养生保健作用还突出表现在防癌症、降血脂、抗衰老等方面。夏季正是护心养心的季节，常饮此品可改善血液高凝状态，增加血液流动性。这对于防止心血管病变具有积极意义。

3. 大麦茶：大麦茶是夏季最为常见的饮品之一。它是将大麦炒制焦黄后，再经沸煮或冲泡而得，常带有浓浓麦香。对于那些易受暑湿侵袭而不思饮食者，常饮大麦茶既能祛暑降温，又可提高食欲。大麦茶含有人体所需的多种微量元素、氨基酸、维生素及不饱和脂肪酸，迎合了人们追求健康的需要。另外，大麦本身属于粗粮，其所含膳食纤维素可令人产生饱腹感，避免摄入过多的脂肪和碳水化合物。因此，喝大麦茶还有防治肥胖以及心脑血管病的作用。

4. 苦丁茶：苦丁茶是一种纯天然保健饮料佳品，广泛分布于两广及福建等地。苦丁茶中含有苦丁皂甙、氨基酸、维生素C、蛋白质等200多种成分。其制茶后闻之清香，品之苦而甘凉。具有清热消暑、生津止渴、强心利尿、降压减肥等功效，素有"保健茶"、"减肥茶"、"降压茶"等美称。

5. 莲子心茶：江南之人每于夏季都爱食新鲜莲子，并用莲子心来泡茶。夏季暑热易扰心神，我国民间认为夏天喝莲子心茶有清心去火的功效。莲子心是莲子中央的青绿色胚芽，其芽根为黄色，根上有两瓣碧绿的细长芽。新鲜的莲子心茶泡法和普通泡茶法无异，只要取适量莲子心加以开水浸泡即可，其气味幽香，入口时苦若游丝，回味无穷。

五、根据经络循行自我叩击、拍打及按摩保健法

夏季是心和小肠所主的季节。而《灵枢·邪客》中又说"心者，五脏六腑之大主也，精神之所舍也。其脏坚固，邪弗能容也。容之则心伤，心伤则神去，神去则死矣。故诸邪之在于心者，皆在于心之包络"。所以心包经及其相表里的三焦经与夏季亦息息相关。在中医理论中，有"长夏"一说。《重广补注黄帝内经素问》中曾记载："所谓长夏者，六月也。土生于火，长在夏中，既长而旺，故云长夏。"其认为农历六月（季夏）即为长夏。火为土母，土包含于夏中，因夏之气得以壮大。根据五行对应关系，脾对应于土，故长夏为脾胃所主。叩击、拍打相应经脉及其经脉穴位，对夏季养生保健同样可起到调节脏腑功能的作用。

（一）手少阴心经循行[7]

起于心中，出来属于心系（指心脏周围脉管），下过膈肌，联络小肠；分支，从心系向上，挟食道两旁上行，连于目系（眼与脑相连的组织）；外行主干，从心系上行于肺，向下出于腋下（极泉），沿上臂内侧后缘，下向肘内侧横纹头（少海），沿前臂内侧后缘下行，到掌后豌豆骨部（神门），进入掌内后边，沿小指的桡侧出于末端（少冲），与手太阳小肠经相接。

（二）手太阳小肠经循行

起自小指尺侧末端（少泽），沿手掌尺侧上向腕部，出于尺骨茎突部（养老），向上沿上臂外侧后缘，出于肘部尺骨鹰嘴和肱骨内上髁之间（小海），再沿上臂外侧后缘上行，出肩关节后部（肩贞），绕行于肩胛，与督脉在项部

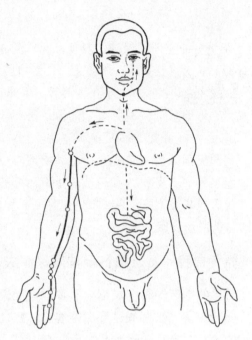

图5　手少阴心经循行

大椎穴处相交，向前进入锁骨上窝，联络心脏，沿着食道下行，贯穿膈肌，到达胃部，入属小肠；

　　分支，从缺盆沿颈旁向上至颊，到外眼角，折回来进入耳中；另一分支，从面颊部分出，向上行于内眼角，交于足太阳膀胱经。

　　（三）手厥阴心包经

　　起自胸中，浅出属于心包，通过膈肌，络于上、中、下三焦；胸中支脉：沿胸内出胁部，当腋下三寸处（天池）向上到腋下，沿上臂内侧（天泉），行于手太阴、手少阴之间，进入肘中（曲泽），下向前臂，走两筋（桡侧腕屈肌腱与掌长肌腱）之间（郄门、间使、内关、大陵），进入掌中（劳宫），沿中指桡侧出于末端（中冲）；掌中支脉：从掌中分出，沿无名指出于末端，接手少阳三焦经。

　　（四）手少阳三焦经

　　起自无名指尺侧端（关冲），上行小指与无名指之间，沿着手背出于前臂伸侧尺、桡两骨之间，向上通贯肘尖（天井），沿上臂外侧上肩部，走至足少阳胆经之后，前行进入锁骨上窝，分布于膻中（两乳之间的部位），联络心

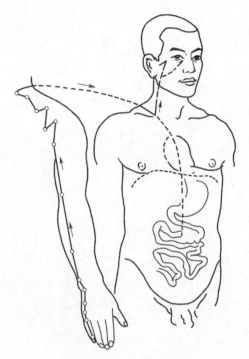

图 6　手太阳小肠经循行

包，通过横膈，遍属于上、中、下三焦。

分支，从膻中分出，上出缺盆，经项旁，连系耳后，上行出于耳尖上方的角孙，再弯曲向下，经面颊到目下；

另一分支，从耳后进入耳中，出行耳前，经过颧弓上缘，交面颊，当外眼角丝竹空后交于足少阳胆经。

（五）足太阴脾经

起自大趾末端（隐白），沿大趾内侧赤白肉际，经第一跖骨小头后（太白），向上到内踝前边（商丘），再上行于胫骨内侧后，于内踝上 8 寸处交出到足厥阴肝经之前，向上走在大腿内侧前缘，进入腹部，属脾脏，联络胃腑，向上贯穿膈肌，行于食道两旁，连系舌根，散布舌下。

分支，从胃部分出，通过横膈，流注心中，交于手少阴心经。

（六）足阳明胃经

起自鼻旁（迎香），上至鼻根中，向旁边交会足太阳膀胱经（睛明），向下沿鼻外侧，进入上齿槽中，出来夹口旁（地仓），环绕口唇，向下交会于任

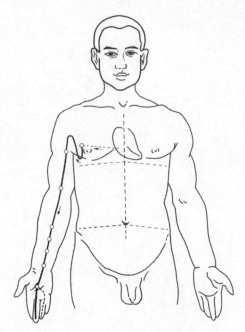

图 7　手厥阴心包经循行

脉的承浆穴，退回来沿下颌出面动脉部（大迎），过下颌角前下方（颊车），向上经耳前、鬓发前缘，到头角部（头维），再到前额中部。

颈部支脉，从大迎穴前直下颈动脉搏动处（人迎），沿着喉咙，进入锁骨上窝，向下贯穿膈肌，入属胃腑，联络脾脏。

胸腹部主干，从锁骨上窝向下经乳中，挟脐两旁（天枢）下行，进入到腹股沟动脉部（气冲）。

腹内支脉，从胃下口开始，经腹腔到腹股沟与外行的主干合而下行，经髋关节前（髀关），到股四头肌隆起处（伏兔），下向膝髌中，沿胫骨外侧，到足背部（冲阳），再经中趾内侧趾缝，出其末端（厉兑）。

小腿部支脉，从膝下 3 寸处分出，向下进入中趾外侧趾缝，并出其末端。

足部支脉，从足背部分出，走到大趾的内侧端，交于足太阴脾经。

（七）自我叩击、拍打、按摩保健方法

1. 夏季所对应的脏是心，经脉包括手少阴心经、手厥阴心包经，及与其相表里的手太阳小肠经，手少阳三焦经。从上面经脉循行可知，这四条经脉分别循行于上肢内外后缘和中线。所以在夏季可以多进行上肢内外侧的拍打，

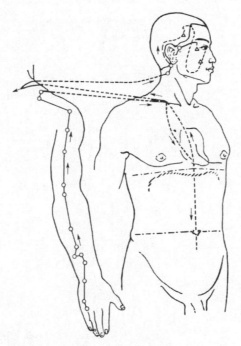

图 8　手少阳三焦经循行

从上至下，再从下至上各四个八拍。

2. 拍胸：胸部是心肺所在之处，拍打此处，可以激发心肺功能，促进气血流通。方法是：五指并拢，两手掌心向内拍打胸部 50 - 100 次。

3. 拍打腋下：腋下有手少阴心经的极泉穴，极泉穴位于腋窝顶点，也是动脉搏动处。拍打方法：上肢高举，左手拍右腋下，右手拍左腋下，各拍 50 - 100 次。此法有除烦泄热之功效，弹拨本穴可预防冠心病、肺心病。

4. 叩击劳宫穴：劳宫穴在手掌心第 2、第 3 掌骨之间，偏向于第 3 掌骨，握拳屈指时中指指尖处即为劳宫。右手握拳，用中指指掌关节处叩击左侧劳宫穴 50 - 100 次，然后交换操作。此法有清心泻火的作用。

5. 夏季按摩促"自醒"：人们在夏天，总是感到与疲劳形影不离，总想躺下来好好睡上一觉。我们究竟如何才能缓解夏季疲劳感呢？中医认为，可以通过自行按摩百会穴、太阳穴、风池穴等方法进行"自醒"。

（1）太阳穴

该穴位于眉梢和外眼角之间向后约一横指凹陷处。按摩此穴不仅能提神，还可缓解头痛症状。

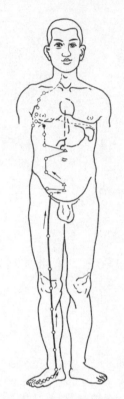

图 9 足太阴脾经循行

具体方法是：用双手拇指或食指分别置于两侧太阳穴，做轻柔缓和的环形转动，持续 30 秒。此法适用于各类人群，但注意不可用力过度，以感觉酸胀即可。一般按摩的次数可多可少，可视大脑的疲劳程度来进行调整。

（2）百会穴

位于头顶正中央处，按摩此穴可提神醒脑、升举阳气。

具体方法是：用双手拇指或食指叠按于百会穴，缓缓用力，以有酸胀感为宜，持续 30 秒，同时可做轻柔缓和的环形按揉，反复做 5 次。

（3）风池穴

位于头后颈部两侧凹陷处，是足少阳胆经的穴位。按摩此穴除可提神外，还能缓解眼睛疲劳，特别对长时间在电脑前工作或长时间伏案的人效果更好。

具体方法是：保持身体正直，头后仰，两手拇指分别置于两侧风池穴，做环形转动按揉 1 分钟，以有明显的酸胀感为宜。

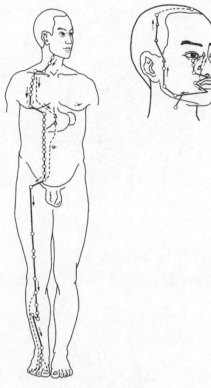

图 10　足阳明胃经循行

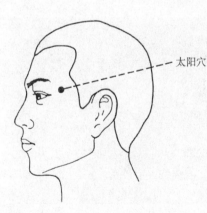

太阳穴

图 11　太阳穴

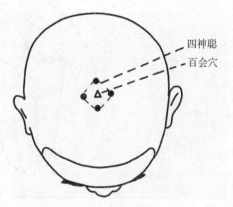

四神聪
百会穴

图 12　百会穴

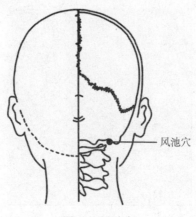

风池穴

图 13　风池穴

6. 夏季按摩助"养心"：夏季气候炎热，阳气旺盛，容易使人心浮气躁。夏季养生一定要做到气和心静。但是有的人容易急躁，做不到心平气和，穴位按摩可以帮助你。

（1）内关穴

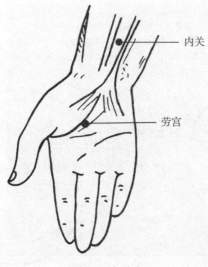

内关

劳宫

图 14　内关穴

把手心向上，用力握拳的时候，手腕上能看到两根筋，两条筋之间，距离腕横纹两个拇指宽度处就是"内关"。内关穴是心包经的络穴，一穴通两经，具有调节情绪、调节睡眠和调节心脏的作用。夏天心情不太好或脾气大的时候，睡不好觉的时候，都可以按这个穴位。内关穴对一些胃肠问题也有调节作用，比如消化不好、恶心呕吐。

（2）至阳穴

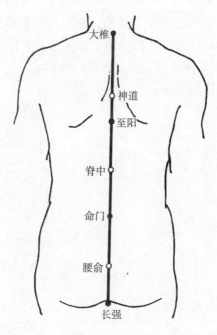

图15 至阳穴

（3）膻中穴

膻中穴，在前胸两乳头连线的中点上。它不仅位于任脉上，而且位于心包经上。心包经是对应心脏的一条经络。膻中是心包经上气血汇集的地方，它离心脏最近，我们用指腹刺激它，能起到疏通血脉、扶助心气、扶助元气的作用。按摩此穴位可以采取两种方法，一是用食指和中指一起按揉，二是可以用大拇指按揉。力度可以根据病情的轻重和自己接受的程度，一般是按36下。上午做比较好，因为上午是阳气升发的时候，做按摩可能对养心起到的作用更好。

7. 长夏拍打足太阴脾经和足阳明胃经

可根据经脉循行拍打双腿内侧前缘和外侧前缘，从大腿根部至腕踝部，再从下至上，各四个八拍，也可重复拍打。其中阴陵泉和足三里是这两条经脉上重要的两个穴位。

8. 长夏按揉足三里和阴陵泉穴

阴陵泉和足三里是足太阴脾经和足阳明胃经上重要的两个穴位。

阴陵泉在胫骨内侧髁后下缘凹陷中。足三里穴位于外膝眼向下四横指，在腓骨与胫骨之间，由胫骨旁量一横指。按压时拇指指面着力于穴位处，垂直用力按压，边按边揉，以产生酸、麻、胀、痛的感觉为度，反复操作，每次按揉15分钟，每天2次。在长夏按揉阴陵泉和足三里有健脾、和胃、除湿的作用，对我们的身体健康是有一定益处的。

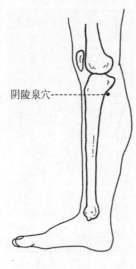

图16 阴陵泉穴

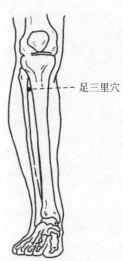

图17 足三里穴

（八）冬病夏治三伏贴

现在，很多中医医院到三伏天开始实施三伏贴活动，即冬病夏治。三伏贴，是一种膏药，如银行卡大小，一般四个为一组使用。在夏天特定的农历日期，针对不同的疾病，将四片膏药一起贴在后背不同位置，保持八小时即可揭下，可以预防治疗冬天发作的某些疾病（如鼻炎，气管炎，咽炎，哮喘等）。三伏贴作为传统的中医治疗法，结合针灸、经络与中药的作用，以中药直接贴敷于穴位，经由中药对穴位产生微面积化学性、热性刺激，达到治病、防病的效果。敷贴季节性疗法对时间有一定要求，根据中医理论，每伏的首日是开穴的日子，此时行敷贴之法收效最佳。当然也不必过分拘泥于此，错过了第一天也会有满意的疗效。敷贴主要针对的是6个月以上儿童或成人，敷贴期间禁食生冷、油腻、辛辣之品。中医"冬病夏治"的理论，是三伏天贴敷的实践依据。对支气管哮喘、过敏性鼻炎等冬天易发作的宿疾,在一年中最热、阳气最盛的三伏天,以辛温祛寒药物贴在背部不同穴位的治疗,可以减轻冬季发病的症状。

六、夏季养生注意事项及禁忌

(一)精神情志方面

夏季忌情绪障碍。夏日温度较高,日照时间也较长,再加上夏季人的睡眠时间及饮食都有所减少,这些都会引起情绪障碍。有的人常表现为情绪烦躁,爱发脾气,常因小事与他人争执或情绪低落,不喜诸事,木讷寡言,自觉度日如年。因此,在盛夏时节如果温度接近或超过33℃时,应尽可能减少户外活动,以避免因体能消耗过多、睡眠膳食减少等因素引起的电解质紊乱和神经功能障碍[8]。

(二)起居方面[9-10]

忌户外露宿。盛夏炎炎,湿盛热重,不可为图一时之快而过于避热趋凉。老人、儿童、孕妇及体质虚弱者,不宜于室外露宿,且户外纳凉时不可坐卧于阴寒潮湿之地,以免受到蚊虫叮咬,避免寒湿内侵肌肉、关节,引发感冒、风寒湿痹、腹痛腹泻、面神经麻痹等。

忌贪凉受风。中医认为"风为百病之长"。夜间睡眠、午休之时抵抗外邪的能力下降,此时切不可让电扇高档直吹,不可在风口处休息;在树荫下、水亭中、凉台上乘凉不宜时间过长;有空调的房间,要注意室内外温差不可过大,以免风邪伤人,引发热伤风、头痛、面瘫等病症。

(三)运动方面[11]

忌在烈日下锻炼。夏季正午前后,烈日当空。除游泳外,最好不要选择在午时锻炼,以防中暑及防紫外线照射。

忌锻炼时间过长。户外锻炼持续时间不应太长。通常以半小时左右为宜,防止出汗过多,或体温上升过高引起中暑。

忌运动后过饮。夏季锻炼后若立即大量饮水,会加重血液循环系统、消化系统的负担。建议在锻炼中少量、多次、间断性饮水。

忌运动后立即冲凉。夏季锻炼因体内产热加快,促使皮肤毛细血管大量扩张。如果突遇低温刺激,会使开放的汗孔关闭,造成身体内脏器官功能紊乱,大脑体温调节失常,以致生病。

忌锻炼后过量饮冷。体育活动促使血液由内脏涌向肌表。此时，消化等系统处于血液相对缺乏状态。大量的冷饮不仅降低了胃的温度，而且也冲淡了胃液，使胃的生理机能受损。轻则引起消化不良，重则导致急性胃炎。

忌锻炼后湿衣沾身。夏季运动出汗较多，衣服几乎全部湿透。年轻人时常懒于更换湿衣。长此以往，极易引起风湿或关节炎等疾病。

（四）饮食方面[12]

忌过食冷冻西瓜。食用冷冻西瓜时，口腔唾液腺、味觉及牙周神经都会因冷刺激而被麻痹，不但难以品出味道，而且还会伤及脾胃，导致腹痛、腹泻等症。

忌过食苦瓜。正如前面所讲，苦瓜是夏季的一道很好的消暑菜。但苦瓜含有较多的草酸。草酸易与食物中的钙结合，从而影响钙的吸收。长期过量吃苦瓜，会引起钙质缺乏症。

忌大汗饮冷。人体出汗时毛孔开放，利于体温散发。如果骤然饮用大量冷饮，会引起出汗终止，妨碍散发，容易引起感冒或其他疾病。

忌过量饮酒。夏季大量饮酒会加重心血管负担，给心脏带来不利影响，容易出现心跳加快、心律不齐、动脉压升高、面部血管扩张、头面浮肿等表现，严重时可导致颅内出血。

忌饱餐后喝碳酸饮料。汽水中含有小苏打，能与胃酸反应产生二氧化碳。饱餐后胃中的食物阻塞了胃的上下通道，二氧化碳排不出来，容易造成胃扩张，严重者会导致胃破裂。

忌过用热性调料。在夏季食用八角、茴香、桂皮等热性调料，更会使人烦燥难耐，会令有基础疾病（如心脏病、肝病、动脉硬化等）的人病情加重。

（五）夏季不同体质注意事项

夏季阳气充盛，阳盛则易耗伤阴液。阴虚体质者，在夏季应注意保阴潜阳。日常生活中要遵循《内经》"恬淡虚无"、"精神内守"的养神方法，避免因虚火内生而与他人争吵。阴虚之人于盛夏时节，更要注意避暑，防止暑热伤阴。此种体质者在夏天宜食一些如糯米、蜂蜜等清淡食物，要少食肉类等肥甘厚味，以及葱、姜、蒜、椒等辛辣之品。夏季高温，平素气虚之人会因汗出增多而使气随津泄，导致肢体乏力、不思饮食等症状加重，故气虚体质者在夏季应注意补气养气。中医学认为肺主一身之气，肾藏元气，脾胃为"气血生化之源"。夏天气虚者可通过常食粳米、小米、山药等食物结合气功锻炼来达到补养肺、脾、肾的目的。阳盛之人于夏季好动易怒，常难克制。其应在此季节适量参加体育活动，令体内盛阳向外发散，从而使体内阴阳复归平衡。饮食上也要注意少食燥烈辛辣之物，不可饮酒。平素宜用沸水冲泡菊花或苦丁茶饮用。

七、夏季常见多发病的防治

夏季气候炎热多雨，可导致多种疾病的发生。常见的有暑湿感冒、皮炎、空调病、中暑及消化道疾病等。

（一）暑湿感冒

夏季感冒，以暑湿感冒多见，是因感受六淫邪气中的暑邪而生，是夏天特有的感冒类型，民间称其"热伤风"。暑湿感冒和感受风寒、风热之邪而产生的普通感冒截然不同，其表现为身热重、恶寒轻，心烦，口渴欲饮，小便短赤，苔黄腻，脉濡数等[13]。正如《内经·生气通天论》所曰："因于暑，汗，烦则喘渴，静则多言，体若燔炭，汗出而散。"治疗重在清暑祛湿，如果夏天的热伤风还做普通感冒一样治疗，效果就会不好。

防治措施[14]：在防病方面，首先要通过体育锻炼等方式来增强自身体质，从而提高抗病能力。二要增强机体免疫力，防止劳累过度，保证充足的睡眠，真正做到"劳逸结合"。三要保证自身营养需求。因夏季出汗多、体力消耗大，应多吃些瘦肉、鱼虾、禽蛋、豆制品以及新鲜蔬菜、水果、瓜类等。如果不慎患上暑湿感冒，治疗上应重在清暑祛湿。常用成药可以选用藿香正气水或胶囊，一般服用一周左右病情就可缓解。若服用后症状得不到遏制，甚至反有加重趋势，就应该及时去医院就诊。

（二）疰夏

"疰夏"类似于西医的夏季低热，主要是由于素体虚弱、复感暑热之气，气津耗伤，脾被湿困而致。临床表现有乏力倦怠、眩晕心烦、多汗纳呆，或有低热等，是夏季独有的季节性疾病。疰夏的特点，一是本病病程长而难愈，二是发病以夏季居多。

防治措施：疰夏应以预防为主。素体虚弱、脾胃功能欠佳者易患此病。此类人平日要注意多参加体育锻炼，进行适量的运动。老年人可选择慢跑、打太极拳、气功及自我保健按摩等方式来增强自身体质，提高机体对高温和高湿天气的适应能力。"正气"充盛便可有效减少疰夏发生。患疰夏后，病人的脾胃功能往往欠佳，故要少食或不吃油腻食物，应多吃些蔬菜、瓜果等易消化的食品。同时可常服藿香正气水，清暑化湿，以恢复脾胃的正常生理功能，对于疰夏的治疗确有帮助。

（三）皮炎

皮炎是夏季较常见的一种皮肤病，好发于成年人，多见于四肢伸侧，尤以下肢多见，分布呈对称性，严重时腰、腹等处亦可波及。皮疹表现为患处大片红斑，其上又见密集细的小丘疹。患处多有瘙痒感，发作呈阵发性，患者常抓挠，但越抓越痒，直至将皮肤抓破出血感到疼痛方觉减轻。每年夏季易复发。

防治措施[14]：治疗多用清热利湿解暑之剂或者可采用民间治疗瘙痒症的验方治疗以收速效。方法：取米泔水 1000ml，放食盐 100g，铁锅内煮 5~10 分钟，然后倒于面盆内，用毛巾蘸药液搽洗患处，早晚各 1 次。一般 1~2 次见效，1 周痊愈。

（四）空调病

空调病是多因人体长时间待在空调房中，由空气不流通造成身体组织缺氧，或室内外温差过大影响人体调节及免疫功能，导致抵抗力低下而患病。缺氧会造成头晕、头痛、恶心呕吐、记忆力下降、嗜睡、周身乏力等症状，强风及冷空气长时间刺激会致使胃痉挛和消化腺分泌功能降低，产生腹泻、恶心、呕吐等症状。

防治措施[15]：使用空调时要避免过凉，空调房内外环境温差应控制在 5~7℃之间，避免冷风直吹；空调房应注意多开窗通风，以利于空气循环和消灭病原微生物；长时间待在空调房里的人应多参与户外活动以增强体质和抵抗力。

（五）中暑

中暑是以中枢神经系统和循环系统障碍为主要表现的急性疾病，多由高温环境下人体体温调节功能紊乱引起。除了高温、烈日曝晒外，本病的常见诱因多为工作强度过大、时间过长、睡眠不足、过度疲劳等。夏季是一年中气温最高的季节。人体会因暑热多汗，导致体液的大量丢失。传统医学认为汗出过多会伤津耗气，导致气阴两虚甚至耗竭的病理变化。轻者见头昏沉、肢体倦怠乏力等症状，重者甚至可出现脱水、痉挛、脏器衰竭等不同类型的中暑表现。

中暑往往会有中暑先兆，又称"伤暑"。在高温环境中指人工作，出现头痛、头晕、多汗、四肢酸重无力、注意力不集中、动作不协调等症状，体温正常或略有升高。

若伤暑未经处理，可进一步发展为中暑。中暑则有轻重之分。轻症中暑：体温往往在38℃以上，除头晕、口渴外，还可见大汗出、面潮红、皮肤灼热等表现，或出现面色苍白、肢体湿冷、血压下降、脉搏增快等症状。轻症中暑需及时对其做出处理，诸种症状往往可于数小时内恢复。重症中暑，中医温病学中又称为"暑厥"，患者多表现为神志昏迷、身热、手足厥冷至肘膝部，如《医学传灯》所云："夏月猝然僵仆，昏不知人，谓之暑厥。"此种类型的中暑属急症范畴，应及时处理使之尽早脱离生命危险[16]。

防治措施[17]：夏日出门记得要备好防晒用具，有条件的最好涂抹防晒霜，并且准备充足的水和饮料。十滴水、风油精等防暑降温药品一定要随身携带，以备不时之需。外出时的衣服可选用棉、麻、丝类的织物。患有心血管疾病的人，或老年人、孕妇等，在高温季节要尽可能地减少外出活动。夏季保证每日喝1.5~2升水，不要等口渴后才饮水。出汗较多时应适当补充一些盐水，弥补人体因出汗而失去的盐分。夏季还应保持充足睡眠。

如果发现自己和其他人有先兆中暑和轻症中暑表现时，首先应立即撤离高温环境，就近到通风阴凉处休息，并多饮用一些含盐分的清凉饮料。还可以将清凉油、风油精等涂抹在额部和颞部，或及时服用人丹、十滴水、藿香正气水等中成药。如果出现低血压、虚脱等危重症，应立即平卧，及时上医院静脉滴注生理盐水。对于重症中暑者应迅速将其送至医院，同时采取综合措施进行救治。

（六）消化道疾病

每年夏季都是各种消化道疾病的高发期。由于天气炎热，蚊蝇较多，食物容易腐败变质，稍不注意则"病从口入"。这一季节的消化道疾病，以细菌类肠炎和急性胃肠炎多见，多是由于吃了不洁食物引起的，症状一般是发热、腹痛、频繁腹泻、拉脓血便。夏季人体贪凉受冷，寒凉之气侵入机体，直入中焦，易导致急性胃肠炎发作，诚如《内经·金匮真言篇》所言"长夏善病洞泄寒中"。

防治措施[15]：预防消化道疾病要特别注意饮食卫生。食物饮料尽量密封保存，防止其接触到苍蝇蚊虫。剩饭剩菜要高温灭菌后放入冷藏柜保存。饭前便后要洗手。餐后要将杯盘碗筷及时清洗干净并消毒，生吃果蔬前一定注意洗净消毒。其次，夏季要做到饮食有节，不可为满足口舌之快而过食寒凉食物，造成消化功能紊乱。从冰箱里拿出的东西，若不需烹制，应先于室温下搁置一会儿再行食用。

（七）心脑血管疾病

对于心血管患者而言，夏季天气炎热，体表血管扩张，血液集于体表以散热，心脏大脑血液供应相对减少，易加重心血管患者的缺血缺氧反应；酷暑闷热，易心烦急躁，植物神经紊乱而心律失常；昼长夜短，睡眠质量欠佳则心血管患者易发病。夏天人体往往出汗较多，体液的丢失常会导致血液黏稠度增高，易导致冠心病的发生。夏天阳盛，阳气易升，血随阳行，易引发高血压。

防治措施：患有心脑血管疾病的人，要尽量保持良好的睡眠，避免发生情绪异常等问题。锻炼应避开清晨等心脑血管病高发时段，宜选择在下午或晚上进行中轻度有氧运动，如慢跑、散步等。应少吃肥、腻食物，选择容易消化的食物。另外，要及时补充水分，维持血容量以保持血液黏稠度不至于太高。心脑血管患者必须严格按照医嘱对疾病进行用药防治。

（安辰，王永强，沈红涛，高连印，王蕾，杨铮，段延萍）

附：主要参考文献：

1. 王世豪．《黄帝内经》养生要诀［M］．上海：复旦大学出版社，2013，7.

2. 张湖德，王铁民．黄帝内经养心养性养生［M］．北京：中国物资出版社，2009，1.

3. 杨阳，马淑然，张明泉，等．中医"心应夏"理论内涵探讨［J］．中医杂志，2012，53（18）：1534－1537.

4. 刘占文，马烈光．中医养生学［M］．北京：人民卫生出版社，2007，9.

5. 林楠，夏天．请选对运动［J］．糖尿病新世界，2013，（6）：60－63.

6. 匿名．心脏病夏季易复发［J］．今日科苑，2006，（7）：44－45.

7. 高忻洙，胡玲．中国针灸学词典．南京：江苏科学技术出版社，2010，12.

8. 刘佑华，王英杰．四季养生［M］．北京：科学出版社，2012，9.

9. 孙清廉．夏季养生十忌［J］．家庭中医药，2009，（6）：52－53.

10. 郭力恒．内经理论对夏季养生的启示［J］．中国临床康复，2006，10（43）：190－191.

11. 夏月．夏日锻炼有禁忌［J］．武当，2005，（6）：51.

12. 王均容．夏季饮食的禁忌［N］．中国信息报，2002－05－20.

13. 肖小惠，卢丽婷．浅谈夏季防病养生的要点［J］．光明中医，2012，27（7）：1451－1452.

14. 王晓婷．如何防治夏季常见病［J］．四川农业科技，2002，（5）：40.

15. 四维．防治夏日常见病［J］．农家顾问，2005，（7）：62.

16. 王惟恒，孙建新．黄帝内经养生经．北京：人民军医出版社，2010，1.

17. 匿名．中暑防治小知识［J］．中国民间疗法，2007，15（8）：20－24.

第五章 秋季养生

第一节 概 述

秋天万物成熟，是丰收的季节。到处都充满了诗情画意：蔚蓝的天幕，如雪的云朵，巍峨的群山，火红的枫叶……如果四季轮回是一幅色彩斑斓的油画，那么秋天无疑是最绚丽的部分。充满意境的秋天，也不乏文人墨客的吟颂，如王维的《山居秋暝》："空山新雨后，天气晚来秋。明月松间照，清泉石上流。"杜牧的《秋夕》："天阶夜色凉如水，坐看牵牛织女星"；以及《山行》："停车坐爱枫林晚，霜叶红于二月花。"孟浩然的《秋登兰山寄张五》："天边树若荠，江畔洲如月。何当载酒来，共醉重阳节。"

一、秋季时间划分和各节气的含义

秋季始于立秋，止于立冬，即阳历 8 月至 10 月，经历处暑、白露、秋分、寒露、霜降六个节气。

立秋：秋季的开始。

处暑：炎热的暑天即将结束。

白露：天气转凉，露凝而白。

秋分：昼夜平分。

寒露：露水已寒，将要结冰。

霜降：天气渐冷，开始有霜。

二、秋季的物候特点

秋天的物候特点，如《素问·四气调神大论》所说："秋三月，此谓容平，天气以急，地气以明。"秋季的三个月，自然界的万物都已经到了成熟的阶段，形态平定不再生长，天高风急，地气清肃明净。以秋分为界，有初秋、深秋和晚秋之分，初秋天气湿热；深秋天高云淡；晚秋气候转冷，初霜降临。燥是秋天气候最突出的特点，植物因气温降低，光照时间逐渐变短而干枯、变色，叶片也随着秋风飘落。

三、秋季与肺脏的关系

秋季，在五行为金，在五味为辛，在五色为白，在五化为收，在五气为燥，在五方为西，在五脏为肺，在六腑为大肠，在五官为鼻，在形体为皮毛，在情志为悲。秋应五脏之肺，应五气中的燥，到了秋天人体之气开始收敛，中医学将肺称为"燥金之脏"。肺脏喜润而恶燥，最易受到燥邪的侵袭，所以秋天应该注重润养肺脏，使肺能够充分发挥主气司呼吸、宣发肃降、通调水道等生理功能。脾属土，肺属金，肾属水，土能生金，金能生水，脾与肺、肺与肾均为母子关系，历代医家都非常重视"培土生金"的治则，是用培补脾胃以使肺气充沛的治疗方法。平时脾胃虚弱之人，宜进食人参、山药、大枣等药食，以补脾养肺，利于肺系疾病的防治。同时，肺肾两脏阴液可以互补，所以秋季养肺也是为冬季养肾提前打好基础。

第二节　养生方法

一、精神养生

秋季，在精神调养上也应顺应季节特点。《素问·四气调神大论》讲："早卧早起，与鸡俱兴，使志安宁，以缓秋刑，收敛神气，使秋气平，无外其志，使肺气清，此秋气之应，养收之道也"，即保持精神情志的平定安宁，以减少秋天肃杀之气对人体的影响，收敛向外宣散的神气，使人体能够适应秋气的物候特点并达到相互的平衡，保持肺气的清肃。此即顺应秋天气候变化，养生的方法。

秋天硕果累累，秋高气爽，人们会有收获的喜悦。但随着日照时间的减少，气温降低，草枯花落，树木凋零，人们难免触景生情，引发"凄风苦雨"之感，产生忧郁、悲伤等情绪，尤其是老年人表现更为突出。对老年人来说，退休之后与周围人的交流逐渐减少，儿女又不经常回家，易产生被抛弃感。加之身体机能日渐衰退，看到枯萎飘落的树叶，难免会联想到自身情况，萧条、凄凉、垂暮之感油然而生，出现忧郁的状态，长期下去可能会逐渐发展为"抑郁症"。研究表明，人体大脑中的松果体能分泌诱导人入睡，使人消沉、抑郁的"褪黑激素"，阳光的照射会减少"褪黑激素"的分泌量。秋季，太阳直射点逐渐南移至南回归线，在我国日照时间逐渐减少，光照强度减弱，所以"褪黑激素"的分泌量相对增多，人们可能会出现情绪低沉，多愁善感的状态。因此，为了减轻"褪黑激素"对人体的影响，我们在秋天应该多接受阳光的照射，转移低落的情绪，并以一颗平常心看待自然界的变化。同时外出秋游，登高赏景，均可以分散注意力，令人心旷神怡，保持内心的宁静。

中医理论认为，秋内应于肺，肺在志为忧，悲忧易伤肺，而致肺气的升降失调，机体对不良刺激的耐受性下降，更易产生烦燥、悲忧的情绪。秋季的情志调养应尽量减少悲忧情绪对人体的干扰。我国古代民间有重阳节（农历九月九日）登高赏景的习俗，这是秋季情志调养的良剂。在秋季登高远眺，使人心旷神怡，可以消除忧郁、惆怅等不良情绪。

此外，还有以下方法可供大家参考，以保持豁达开朗的胸怀，避免悲伤情绪。

（1）转移注意力。如多参加单位或社区举办的文体活动和讲座，根据身体情况，适当进行体育锻炼（打太极拳、散步等）。

（2）经常参加户外活动。如欢度重阳、外出赏菊、登高远望；多晒太阳；周末与朋友或家人去郊区采摘，饱览大自然的美景和秋天的累累硕果。

（3）培养自己的业余兴趣爱好。如下棋、书法、绘画、收藏、养花、种草、赏鸟等，以陶冶情操。

（4）作为儿女应该常回家看看，多关怀父母。

（5）情绪低落时，适当饮用咖啡、绿茶、巧克力、香蕉等，以缓解悲伤的情绪[1]。

二、起居养生

（一）早卧早起

早卧，以顺应阴精的收藏，以养"收"气；早起，以顺应阳气的舒长，使肺气得以舒展。正如《素问·四气调神大论》说："……早卧早起，与鸡俱兴，使志安宁，以缓秋刑，收敛神气。"

（二）秋冻有节

初秋，暑湿未尽，天气由热转凉；中秋，天气变化无常，早晚温差较大；

深秋，天气由凉转寒，气温较低。因此，秋天应该多备几套秋装，根据天气变化情况，酌情增减衣物。我国自古就有"春捂秋冻，不生杂病"的谚语，但对"秋冻"必须掌握正确的度。自"立秋"以后，气温日渐降低，昼夜温差逐渐增大，尤其寒露过后，冷空气会不断入侵我国的北方地区，因此会出现"一场秋雨一场寒"的景象。"秋冻"应该循序渐进地练习，进而可以提高机体适应外界气候变化的能力，增强人体的心肺功能，对呼吸系统疾病有预防作用。此外，秋天若盖被太厚，穿衣太多会导致出汗，阳气随汗外泄，与中医理论"顺应秋天阴精内蓄，阳气内敛"的养生之道相悖，所以要适时"秋冻"[2]。

深秋时节，若遇天气骤变，气温大幅下降，则应该适当添加衣物，否则身体易受寒湿之邪的侵犯，引发感冒、咳嗽等病，特别是有心脑血管疾病、慢性支气管炎、慢性阻塞性肺病、哮喘等病的中老年人，若不注意防寒保暖，容易受凉感冒，导致旧病复发。因此，顺应秋天的气候变化，适时地增减衣服，做到"秋冻"有度，方为明智之举[3]。

（三）洗冷水浴

冷水浴就是用 5～20℃ 之间的冷水洗澡[4]，是符合秋冻的有效保健方法之一，但应循序渐进，坚持整个秋天，不要间断。首先，冷水浴可以增强人体的抗病能力；第二，冷水浴后可使头脑清晰，精神爽快；第三，冷水浴有助于增强消化系统的功能，对便秘、慢性胃炎等疾病有一定的辅助治疗作用。但是冷水浴并非人人都适合，患有严重冠心病、高血压、风湿病和高热的病人，以及碰冷水容易产生过敏反应的特异体质人群都不能进行冷水浴。

三、运动养生

现代人们经常处于室内等相对密闭的空间内，空气流通较差，二氧化碳浓度相对较高，人们就会感到精神疲惫、四肢无力，导致工作效率下降。因此，在工作间隙应该多进行室外活动，呼吸新鲜空气。金秋时节，天高气爽，正是走出家门，去感受大自然的大好时机。秋天人体的阴精阳气随气候的变化处于收敛内养的阶段，所以秋季不应选择运动量过大、过猛的运动项目。秋季常见的锻炼项目有：

（一）登山

登山是集休闲与运动于一体的户外运动。登山可以提高肌肉的耐受力和神经系统的灵敏性，有增强体质的作用；登山可以促进毛细血管的功能，使全身感觉通畅舒爽；登山可以明显增强腰、腿部肌肉的力量、人体的行进速度、耐力以及身体的协调能力；登山还可以加强人体的心、肺功能，增强抵抗疾病的能力，使肺通气量和肺活量增加，血液循环增强，脑血流量增加。此外，山林地带空气清新，负氧离子含量较高，利于陶冶性情，开阔心胸。但需注意爬山的时间要避开早晨和傍晚，因为这两个时段气温较低；其次，老年人登山速度要缓慢，可通过增减衣物来适应外界温度的变化。高血压、冠心病等患者更要量力而行，以防不测。

（二）慢跑

慢跑是一项理想的秋季运动，路程、速度、时间均不受限制，适合于大多数人群。慢跑能够改善血液循环，增强心肺功能，减轻脑动脉硬化，使大脑能正常工作。如果人们每天能抽出半个小时的时间进行慢跑，不但能增强体质，少染疾病，而且精力也会日益充沛起来。跑步还能有效地增加能量消耗，刺激新陈代谢，有助于减肥瘦身。它已经成为一项投资少而回报多的休闲运动，深受人们喜爱。

（三）骑自行车运动

现代运动医学研究表明，人们在进行骑自行车运动时，两腿的交替蹬踏可同时开发左、右两侧的大脑功能，防止大脑早衰及偏用。骑自行车运动属于周期性的有氧运动，能消耗较多的热量，可达到明显的减肥效果。最近的研究结果表明，骑自行车和游泳、跑步一样，是最能改善人类心肺功能的耐力性锻炼之一，并可达到愉悦身心的目的。

此外，传统的中医保健项目均可增强人体五脏六腑的功能，例如太极拳、气功、五禽戏、八段锦等。

四、饮食养生

因为夏天气温较高，人体各方面消耗较大，所以在中国，到了秋季有"贴秋膘"的传统，意思是这个季节要开始善待自己，补益营养。在日常饮食中，可适当多补充些肉、奶、蛋、鱼、海参、燕窝、豆制品等。食物具有调和人体阴阳，滋补脏腑，益气补血等作用。整个秋季应该遵循初秋可偏凉，中秋润燥滋阴，深秋则应温补滋养的饮食原则。

（一）养肺为要

秋气内应于肺。秋天气候干燥，中医认为燥性干涩，易伤肺脏，易耗伤津液，且燥邪多从口鼻而入。因此，临床会出现口鼻、咽喉干燥，干咳少痰甚至痰中带血，皮肤干燥皲裂，毛发干枯等"燥象"。正如《素问·阴阳应向大论》所概括的"燥盛则干"；刘完素在《素问·玄机原病式》也指出："诸涩枯涸，干劲皲揭，皆属于燥。"所以秋季饮食应注意养肺，在日常的食物中，可多选择些滋阴润燥的，如藕、菠菜、银耳、燕窝、鳖肉、龟肉、乌骨鸡、鸭肉、鸭蛋、豆浆、梨、橄榄。同时多食百合、芝麻、核桃、糯米、蜂蜜、阿胶等，可以起到滋阴润肺养血的作用。

从五行的角度讲，白色属金，入肺，所以秋季应该多吃色白、味酸的蔬果以润肺生津，益气养阴，比如梨、山竹、马蹄、山药等。黄色属土，入脾胃，多食用黄色的食物可以增强脾胃功能，促进水谷精微的运化，利于精微物质向上输布，达到滋养肺脏的目的，比如：黄豆、南瓜、胡萝卜、柑橘、柿子等味甘入脾的蔬果，从而达到"培土生金"的作用。黑色属水，入肾，中医有"金水相生"的理论，意思是说：肾阴充足，可以滋养肺阴。故秋季多食用黑色入肾的食物也能够起到润肺养肺的作用，比如：黑木耳、黑芝麻、黑米、黑豆、海参、黑枣等，都有补肾益气、固肾延年的作用。

另外，秋燥易伤津液，所以秋天应该注重养阴防燥，使室内保持一定的温度和湿度。若要使用中药调理，宜选味甘性凉的滋润之品如西洋参、燕窝、沙参、桔梗、麦冬、石斛、玉竹以及莲子、山药、百合等平补清补之品，以达到补肺润燥、滋阴养血的效果。

（二）增酸减辛

《素问·脏气法时论》中说："肺主秋……，急食酸以收之，用酸补之，辛泻之。"意思是说，秋季肺金旺盛，酸味的食物可以收敛肺气，辛味的食物有发散的作用，会耗散肺气。秋天养生宜收不宜散，所以饮食上应该"增酸减辛"[5]。我们在日常饮食中应该以滋阴润肺、防燥护阴为原则，少食辣椒、大葱、大蒜、生姜、胡椒、花椒、白酒等燥热辛辣之品。因为这些食物，除了有发散的作用，还容易伤阴化火加重秋燥。在秋季食用酸甘化阴的食物，是因为酸味的食物除了有收敛的作用，还有助于提升肝木之气，防止肺金过盛克伐肝木的弊端。酸甘食物以蔬果为最佳，如山药、荸荠、马齿苋、百合、葡萄、石榴、苹果、梨、柚子、杨桃、山楂、猕猴桃、柠檬等。

（三）多喝粥汤

初秋时节，天气湿热，且瓜果成熟，人们难免会贪食过度，从而损伤脾胃的功能。秋天早晨喝粥，既可培护人体的胃气，又可带来一天的清爽，如秋梨粥、银耳莲子粥、百合粥、红薯玉米粥、山药大枣粥、莲子红豆粥、菊花枸杞粥、芝麻粥、莲藕玉竹粥、黄精粥等[6]。

秋季饮食在以滋阴润燥为原则的基础上，每天在中、晚餐可喝些滋补保健的羹汤，以滋阴润燥、健脾除湿，达到补充营养、强身健体的目的。适合秋季经常食用的羹汤有：山楂排骨汤、百合冬瓜汤、枸杞叶豆腐汤、番茄鸡蛋汤、冬菇紫菜汤、鳝鱼汤、鲤鱼汤、赤豆鲫鱼汤、燕窝莲子银耳大枣羹、玉竹沙参麦冬老鸭汤等。

（四）秋令食物

秋季应常吃的食物举例如下：

1. 芝麻：中医理论认为，芝麻性味甘平，有补肝肾、强筋骨、益气力等功用，可强壮身体，益寿延年，滋补肝肾，润养脾肺。尤其适合因秋燥引起的皮肤干燥、干咳及胃肠津液亏虚所致的便秘。芝麻中含有丰富的维生素 E，能延缓衰老，还含有防止人体发胖的物质：如胆碱、肌糖、蛋黄素等。因此，平时多吃芝麻也不会担心会发胖，非常适合秋季进补。

2. 银耳：银耳具有滋阴美肤、益气和血、补肾强精、益胃润肠、延年益寿等功效。银耳是一味滋补良药，其特点是滋润而不粘滞，适用于阴虚火旺不能耐受参茸等温热滋补之品的病人。银耳含有膳食纤维，可以促进胃肠蠕动，减少脂肪的吸收，是理想的减肥食品。现代研究表明，银耳可以提高肝脏的解毒能力，增强人体抗肿瘤的免疫能力，有利于提高肿瘤患者对放疗、化疗的耐受能力。

3. 梨：梨性寒，味甘、酸，具有生津止渴、清心消痰、润肺止咳、降逆和胃的功效。尤宜于因秋燥热病伤津而引起的烦渴、热咳、消渴、痰热惊狂、口渴失音、目赤肿痛、噎膈、消化不良的人群服用。此外梨皮性寒味酸，有降火生津、清心润肺、滋补肾阴、止泻的功效。梨鲜嫩多汁，味道酸甜适口，维生素和钙、磷、铁、碘等微量元素含量非常丰富，被称为"全方位的健康水果"。研究表明，梨能保护肺脏，促进人体排出体内的有害物质。吃梨较多的人远比不吃或少吃梨的人感冒机率要低。尤其是现在城市的空气污染比较严重，多吃梨可改善呼吸和消化系统功能，保护肺脏免受雾霾的影响。

对于梨而言，不同的食用方法具有不同的功效，例如生梨和熟梨的功效就有所差别。梨生吃能明显减轻上呼吸道感染患者出现的咽喉痛、干、痒、声音嘶哑以及小便黄、便秘等症状，但生梨性寒，天凉时吃生梨会更感体寒，尤其是因外感风寒引起的咳嗽时更不能吃生梨。将梨蒸熟或煮熟吃，可以起到滋阴润肺、祛痰止咳的作用，同时对治疗肺热咳嗽和咽喉痒、痛等症状的效果更佳。

4. 百合：百合有止咳润肺，清心安神，滋阴和胃的功效。用于治疗肺痨久嗽，痰中带血；失眠多梦，心悸、烦燥；胃阴不足之胃痛等病症。但需要注意百合性质寒凉、黏腻，风寒咳嗽、寒湿久滞、脾胃虚弱、大便稀溏者不宜多食。

5. 莲藕：莲藕生用味甘性寒，入心、脾、胃经，具有凉血散瘀、清热生津、补脾开胃的功效。可以用于治疗热病烦渴、吐血、衄血、热淋等病症。莲藕熟用味甘性平，有补益生肌、滋阴养血、益胃健脾、止泻的功效，可用于治疗烦躁口渴、肺热咳嗽、食欲不振、脾虚泄泻等病症。

莲藕可炸、炒、烹、拌，酸、甜、辣味道俱佳。莲藕还被视为一种滋补佳品，可以制成藕汁、莲藕葡萄汁、莲藕生姜汁、莲藕雪梨汁等清凉去燥的饮料。一般人群均可食用，高热病人、吐血者、高血压、肝病、食欲不振、缺铁性贫血、营养不良者尤宜。但需注意莲藕性偏凉，产妇不宜过早食用。莲藕生吃虽然清脆爽口，但有碍脾胃的正常功能。脾胃功能较弱、大便溏泄者不宜生吃。

以莲藕为主的单方、验方在临床上有广泛的应用，具有方法简便、疗效显著的特点。比如用鲜藕汁治疗肺结核出血、产后出血、口鼻出血，或在生藕汁中加入适量蜂蜜，搅匀，早晚分服，治疗热病烦渴。

6. 山药：山药，又称薯蓣，既可作主食，又可作蔬菜。因其营养丰富，自古以来就被视为补虚佳品。山药味甘、性平，入肺、脾、肾经，有健脾补肺、补肾益精的功效。其中以"铁棍山药"质量最佳，以其质坚色白，粉性足而誉满中外。长期服食可补益肾精、强筋骨、聪耳明目、益志安神、延年增寿、促进毛发生长[7]。主治肺气虚燥、脾胃虚弱、食欲不振、倦怠无力、久泄久痢、肾气亏损、下肢痿弱、消渴尿频、带下白浊、遗精早泄、肥胖等病症。

山药富含 18 种氨基酸和 10 余种微量元素，以及淀粉酶、多酚氧化酶和其它矿物质。它利于人体消化吸收，是一味平补肺、脾胃和肾的药食两用之品。不论脾气虚损或胃阴亏虚，皆可食用。因其含有的大量黏液蛋白、维生素及微量元素，能有效阻止血脂在血管壁的沉淀，降低血糖，预防心脑血疾病，所以也是糖尿病病人的食疗佳品。

（五）茶

1. 乌龙茶：秋季较适宜饮乌龙茶，是一种半发酵茶。它的性味不寒不热，介于绿茶和红茶之间，可以消除体内的余热，又能恢复人体的津液，还富含铁、钙、儿茶素和茶多酚等人体需要的物质。

2. 菊花茶：菊花茶可以清肝明目，治疗头痛、视物昏花等症状。菊花富含维生素 A，是保护眼睛的重要物质，也是中医治疗多种眼疾的良药。感觉眼睛干涩或经常使用电脑的人，可以多喝些菊花茶。

3. 菊花枸杞茶：枸杞子、菊花适量，滚水冲泡饮用，可以清热养肝明目，适用于血虚兼有肝热的干眼患者。

4. 茉莉玫瑰茶：茉莉玫瑰茶可以养颜美容，疏肝和胃，更可缓和紧张情绪。

五、根据经络循行自我叩击、拍打及按摩保健法

秋季类应于肺，其保养的经脉包括手太阴肺经和手阳明大肠经及按揉相应的穴位。

（一）手太阴肺经的循行

起于中脘部，下行至脐（水分穴）络于大肠，复返向上沿胃上口，过横膈膜，直属于肺，上至气管、喉咙，沿锁骨横行至腋下（中府、云门二穴），沿上肢内侧前缘下行，至肘中，沿前臂内侧桡骨边缘进入寸口，经大鱼际部，至拇指桡侧尖端（少商穴）。

分支，从腕后（列缺穴）分出，前行至食指桡侧尖端（商阳穴），与手阳明大肠经相接。

（二）手阳明大肠经的循行

起自食指桡侧端（商阳穴），过经手背行于上肢伸侧前缘，上肩，至肩关节前缘，向后会于督脉在大椎穴处，再向前下行入锁骨上窝（缺盆），入胸腔络肺，通过膈肌下行，入属大肠。

分支，从锁骨上窝上行，经颈部至面颊，入下齿中，回出夹口两旁，左右交叉于人中，至对侧鼻翼旁，于迎香穴处与足阳明胃经相接。

（三）拍打方法

手太阴肺经和手阳明大肠经分别循行于上肢内外两个侧面的前缘，分别

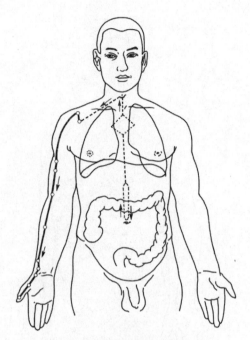

图 18　手太阴肺经循行

左右内外，从上至下，从下至上进行叩击或拍打四到八个八拍即可。

　　拍胸：胸部是心肺所在之处，拍打此处有振奋心肺，促进气血流通的功能。五指并拢，掌心向内，双手同时拍打胸部 50 – 100 次。

（四）秋季按摩重"养肺"

　　秋季养生重点在"养肺"，因为"秋三月，肺气旺"。秋季不但肺气旺，也是肺脏最易被侵犯的时节，使肺气旺而不受外邪之侵，是秋季养生的基本方法。在日常生活中可以通过拍打按摩穴位，达到养肺防燥的目的。

　　1. 承浆穴

　　位于人体的前正中线，嘴唇下凹处。

　　具体方法：以食指用力压揉，即可感觉口腔内唾液的分泌量会增加。此法不仅可以预防秋燥，而且长期坚持，可使老人面色红润。本法简捷实用，不受时间、场所的影响，可以作为长期保健的方法随时应用。

　　2. 天突穴

　　位于人体的前正中线，胸骨上窝中央，属于任脉的穴位。按摩此穴可有效预防和缓解肺部疾病，例如咳嗽、哮喘等。

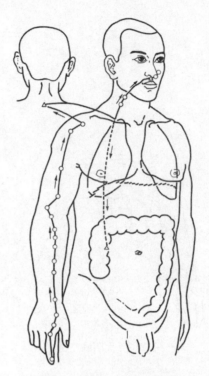

图 19　手阳明大肠经循行

具体方法：每天用手指揉按，随时可以操作，每次 2～3 分钟。

3. 鱼际穴

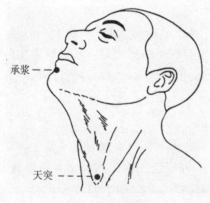

图 20　承浆和天突穴

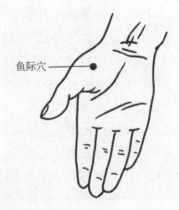

图 21　鱼际穴

位于第 1 掌骨中点桡侧，赤白肉际处，是手太阴肺经的荥穴。按摩此穴可缓解咳嗽、咽干、咽喉肿痛，口干舌燥等；并对因过度使用电子产品造成的"鼠标指"有很好的治疗作用。

具体方法：两侧鱼际每天不拘时地掐揉 3 分钟左右即可。

4. 曲池穴

位于肘横纹外侧端与肱骨外上髁连线中点，是手阳明大肠经的合穴，有很好的清热作用。

具体方法：每天按揉两侧穴位 5 分钟即可，需要每天坚持按揉。

5. 迎香穴

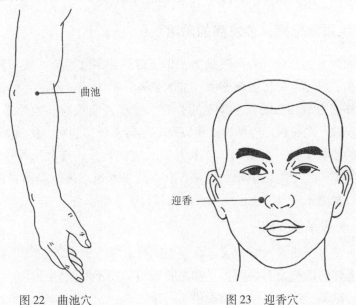

图 22　曲池穴　　　　　　图 23　迎香穴

位于鼻翼外缘中点旁开约 0.5 寸，是手阳明大肠经的穴位。点揉迎香穴具有清热散风、祛燥润肺、宣通鼻窍的作用。

具体方法：两手中指或食指指肚，顺时针、逆时针各揉搓 50 次，以迎香穴发酸、发胀、发热为度。

（二）秋季按摩"益脾胃"

中医五行理论中肺属金，脾胃属土，中医治疗肺脏疾病有"培土生金"的方法。要解决肺部的问题就应该先补益它的"母脏"脾胃，所以秋季穴位养生要注意照顾好脾胃。养肺要先增强脾胃的功能。

1. 足三里穴

足三里是人体的"强壮穴"，可增强脾胃功能，预防感冒。

具体方法：用一手拇指，用力点按对侧足三里穴，慢慢揉动数十次。再用另一只手点揉另一侧的足三里穴。

2. 中脘

位于腹中线，肚脐上4寸，即胸骨下端凹陷与肚脐连线的中点，按摩此穴，有健脾和胃，消食和中之效。

具体做法：用掌跟按揉，每日1~2次，每次100~300下。

六、秋季常见病、多发病的防治

燥是秋天主气。秋天若风气劲急，光照时间逐渐减少，久晴不雨，空气中水分减少，湿度下降，燥气伤人，成为燥邪。肺为娇脏不耐寒热，喜润恶燥，对燥邪更为敏感，所以秋季易患燥证、呼吸系统疾病、消化系统疾病、心脑血管疾病、皮肤病、过敏性疾病以及心理疾病等。其次，初秋天气湿热，适合病菌的生长繁殖，容易出现"病从口入"的现象，加之秋季瓜果成熟，如果一时贪嘴，经受不住美味的诱惑，食用过多寒凉水果，损伤脾胃的正常功能，所以秋季还易患消化系统疾病以及流行性乙型脑炎。

（一）呼吸系统疾病

肺属金，与自然界秋气相应，喜润而恶燥。燥为秋季的主气，在干燥的环境中，人体的抵抗力容易降低，加之呼吸道黏膜不断受到干燥、寒冷的刺激，抵抗力减弱，给病原微生物提供了可乘之机，使人容易伤风感冒，还会引起扁桃体炎、气管炎甚至肺炎等疾病。患有慢性气管炎和哮喘的病人，若不注意肺脏的保养，其症状在秋季也往往加重。

1. 咳嗽

以燥邪犯肺的咳嗽为主，主要表现为干咳，无痰或者痰少而粘，不易咳出，并兼有咽痒或干而痛，口鼻干燥，或痰中带有血丝，或自觉身热。舌质红，舌苔薄白或薄黄，干而少津，脉浮数。若见黄痰咳嗽、大便干燥、咽干舌燥、小便黄赤者，多属实证，可用清肺抑火片（丸）。若见老年人久咳气虚，饮食欠佳，白痰喘促，可用橘红化痰丸、参苓白术散、蛤蚧定喘丸治疗。肺燥咳喘，干咳气喘，无痰或少痰、音哑咽痛、眼干，溲黄便秘者，宜用养阴清肺丸（片）、雪梨膏等治疗，以滋阴润燥、止咳通便。

2. 咽炎

秋燥必伤津液，易导致阴虚而出现一系列症候群。主要以咽喉肿痛为一大特点，用药以滋阴润燥、清喉利咽为主，可酌情选用复方草珊瑚片、金嗓子喉宝、清咽片等局部用药治疗一般症候。若喉中生脓溃烂、张口困难、食水难进之疼痛重症，应服用六神丸救急，每次含10粒，一日2次，有清热解毒、消肿止痛之功效，病愈即停用。慢性咽炎久服祛火消炎药不愈者，多为肾阴不足、虚火上炎所致，应改服知柏地黄丸治疗。慢性咽炎患者，在饮食上应该少吃燥热伤阴的食物，如羊肉、辣椒、花椒、芥末、茴香等，同时忌刺激、辛辣、卤腌酱类食物。

3. 哮喘

哮喘属于过敏性疾病，是一种反复发作的、较难根治的慢性呼吸道疾病，常见于老年人及儿童，多因天气的突变、外界物体的刺激、环境污染等致使发作。多数患者发作多伴有季节性，因此，哮喘患者在秋季，需做好预防保健，谨防哮喘反复发作。

哮喘发作前常有先兆症状，如反复咳嗽、胸闷、呼吸困难等，如不及时治疗，可出现喘促气短，喉中哮鸣有声，鼻翼煽动，甚至张口抬肩，不能平卧。严重者可出现嘴唇及指甲青紫、四肢厥冷、出汗、心跳快等症状。发作时间从几分钟到数天不等。哮喘是一种容易发作的慢性病，若哮喘病人知道自己对什么过敏，就应尽量避而远之。另外哮喘患者在缓解期要积极预防，如在夏季贴"三伏贴"，可使患者卫气充实，增强抗病能力。

防治措施：经常开窗通风，保持居室适当的湿度，适时增减衣被，不要过于保暖，并且保证充足的睡眠。可推拿小儿肺、脾经，点揉膻中、天突、肺腧等穴位防治小儿哮喘。老人可采用食疗，多食薏苡仁、柑橘等健脾利湿的食物和白果、杏仁、柿子、梨等润肺、敛肺止咳之品，不宜过多进食肥甘厚味。

（二）消化系统疾病

随着秋季气温的下降，人的食欲也会增强。多食暴饮易加重胃肠负担，使脾胃功能紊乱。

1. 胃痛

秋季天气渐凉，若不注意保暖，使腹部受冷，则会引起胃肠发生痉挛性收缩，造成胃痛。同时，人体受到燥邪的侵袭，日久伤及胃阴。胃阴不足则表现为胃部隐隐作痛、咽干、舌红少苔、脉细数。根据中医理论"酸甘化阴"之法，平时可适量多饮酸奶，小米南瓜粥，枸杞银耳山药羹等益胃养阴的食物以滋养脾胃，呵护胃阴。

2. 泄泻

夏秋之交，蚊蝇肆虐容易传播细菌，加之瓜果成熟，所以，秋季易患消化系统疾病，常出现腹痛、腹泻、痢疾等。人们应该注意饮食卫生，做到不吃被蝇虫污染和变质的食物，瓜果一定要洗干净或削皮后再吃，不喝生水。泄泻的症状较轻者可适当服用如黄连、板蓝根、马齿苋、藿香正气液等中药制剂[10]，症状较重者应及时去医院就诊。

防治措施：气候多变，昼夜温差大，易引起腹部受凉，致使肠蠕动增加而导致腹泻。平素应注意顾护脾胃，饮食有节，切忌暴饮暴食，饮食过甜、过油腻的食品。预防泄泻重在保养脾胃的正常功能，防止胃肠道疾病发作。

3. 便秘

秋季肺易感受燥邪，根据"肺与大肠相表里"的中医理论，燥邪侵袭肺脏后，下移至大肠造成津亏肠燥之便秘，故秋天大便易干燥。此外，往往兼有燥邪耗伤津液的其他表现，如口渴引饮、唇干舌燥，心烦，皮肤干燥，舌质红而干，苔薄黄或少苔，脉滑数。可多进食具有滋阴润燥的食品，如银耳、黑芝麻、蜂蜜等，便秘时可用决明子泡水代茶饮。中成药可用麻仁润肠丸等。

（三）泌尿系统疾病

初秋，盛夏的余热未消，昼夜温差大，慢性肾病的患者身体调节能力较差，不能迅速适应外界气温的变化，易导致慢性肾病的复发和加重。立秋时节如果起居饮食不随着节气的变化而调整，则会使病情加重。故初秋之时，慢性肾病的患者要做到精神、起居和饮食的悉心调养[11]。

小儿急性肾炎多因素体阴虚，复感风热湿毒引起，主要症状为全身浮肿、少尿和血压升高。预防此病可选滋阴、清热解毒类药物，如麦冬、玄参、百合、蒲公英、金银花、连翘等；食疗可选用薏苡仁、赤小豆、冬瓜、山药、鲤鱼等食物调理[12]。

（四）心脑血管疾病

秋天是心脑血管疾病的多发季节，由于天气变凉，引起血管收缩，增大了周围血管的阻力，导致血压升高，造成脑血栓形成或脑血管破裂出血的发病率增高；寒冷还会引起冠状动脉痉挛，减少心脏的血液供应，诱发心绞痛或心肌梗死。

防治措施：在日常生活中，应该监测自己的身体状况，对自己基本的生命体征（如血压、心率等）有很好的了解。若这些生命体征出现大幅度的变化或者突然出现眩晕、剧烈头痛、肢体麻木等症状，应该及时拨打"120"急救电话，在原地等待专业医生的治疗。有高血压、糖尿病等心脑血管疾病的患者应该坚持用药，切忌自行减药或停药，一定要按医嘱服药。若想调整用药剂量，应根据自身血压、血糖的情况，找专科医生调整治疗方案。要多关注天气的变化情况，及时收听天气预报，以便根据气候变化增减衣物。有心脑血管疾病的人群，应该重视防治咳嗽、感冒等小病，以免诱发原有疾病。饮食上要以清淡易消化、低盐低脂为主，同时要多吃些富含蛋白质、镁、钙等人体必需微量元素的食物。不建议中老年人晨练，由于秋季早上天气较冷，气压低，可造成胸闷、呼吸困难等症状。最好将晨练时间改为下午或者傍晚。生活要有规律，早睡早起，戒烟，节制饮酒，避免剧烈活动，避免情绪激动，少生气[13]。

（五）皮肤疾病

秋季空气较为干燥，人体皮肤容易缺水，造成皱纹增加，脱屑等现象，甚至引起湿疹、皮炎等皮肤问题。预防措施：平时除了要多喝水外，还应该注意皮肤的保湿、补水，可使用滋润性高，含有保湿成份的乳液和水分充足的化妆水等，也可经常使用面膜为脸部皮肤补充水分。秋季各种毛虫也进入了生长成熟期，其体毛随空气流动飘落在皮肤或衣服上，会出现瘙痒、肿胀、红斑等毒性反应，因此尽量在树林的风口处晾晒衣服被褥，少到树荫下闲坐。

（六）精神情志疾病

秋风落叶，凄风凄雨，产生萧瑟之感，特别是老年人易触景生情，产生垂暮之感，诱发消极情绪。严重者，终日郁郁寡欢，少言懒语，很容易患上抑郁症。特别是季节性抑郁症，常在每年同一时间发作，秋末冬初开始，春末夏初结束。

防治措施：（1）增加到户外活动的次数，延长太阳光对人体的照射时间：大脑中的松果体对光照较敏感，当人体受到的光照强度较大时，松果体的功能则会受到抑制，其分泌的激素量会减少；若人体受到的光照强度较小，则松果体分泌出的激素量就会增加，从而影响到人们的情绪，甚至会引发抑郁。（2）B族维生素、谷维素等可以调节人们的精神和情绪，帮助人们减轻或者避免秋季抑郁。同时，秋季多喝些茶叶、咖啡等饮品，不但能起到提神的作用，而且还能减轻或消除忧郁。（3）当情绪低落时，不妨做其他的事情来转移注意力，如读书、绘画、唱歌、跳舞等。（4）保证日常饮食的营养平衡：在秋季，自然界的温度逐渐降低，可适当多吃一些热量高的饮食，如肉类、豆类食物，以补充身体的消耗。也可补充一些水果如香蕉、甜橙，蔬菜中的黄瓜、西红柿等。（5）加强体育锻炼，有助于保持身体的健康和精神的愉快。（6）若出现抑郁症状，应该及时联系心理医生，进行专业的心理咨询与治疗[14]。中成药可以服用逍遥丸、疏肝解郁丸、舒肝和胃丸等。

（七）流行性乙型脑炎

流行性乙型脑炎又称乙脑，经蚊传播，多见于夏秋季（7～9月），临床上急起发病，有高热、意识障碍、惊厥、强直性痉挛和脑膜刺激征等，属于血液传染病。重型患者病后往往留有后遗症。10岁以下儿童发病率最高。一旦发现立即送往医院诊治。

预防措施：1. 灭蚊、防蚊。搞好动物圈棚的卫生，消灭蚊子的孳生地，另外，利用蚊帐和驱蚊剂、灭蚊剂消灭祛除蚊子的叮咬。2. 进行疫苗接种，保护易感人群。10岁以下的儿童及进入疫区的人员等应在开始流行的前一个月进行疫苗接种，保护率可达到76%～90%。3. 控制传染源，做好疫情报告，对病人应早期发现，早期隔离，及时治疗。

（姚晓泉，王永强，沈红涛，刘仁慧，杨铮，王蕾，段延萍）

附：主要参考文献

1. 严在云. 心境开朗驱秋愁［J］. 中国保健营养，2005，(9)：70－71.

2. 张远桃. 老人秋养五要素［J］. 健康生活，2011，(9)：34.

3. 匿名. 天凉一秋养生书［J］. 人人健康，2009，(20)：8－9.

4. 虞惠寅. 中医专家点评秋季养生［J］. 开心老年，2008，(10)：40－41.

5. 高峰. 秋季也要养养肝［J］. 家庭医药，2013，(9)：69.

6. 姚兰. 秋季保健手册（养生篇）［J］. 资源与人居环境，2008，(17)：80.

7. 徐文兵. 黄帝内经四季养生法［M］. 北京：中国中医药出版社，2010，203－204.

8. 周俭.《饮膳正要》的学术特点与贡献［J］. 河南中医学院学报，2007，22（2）：77－78.

9. 周鸿图. 秋季养生谈［J］. 老年人，2013，(10)：55.

10. 陈新，胡元骏. 中医里的秋季养生［J］. 东方养生，2012，(10)：78－81.

11. 徐成文. 秋季呵护好你的肾脏［J］. 开卷有益（求医问药），2012，(8)：23.

12. 侯璐，牛颜冰．各年龄段人群秋季养生理论探析［J］．亚太传统医药，2014，10（2）：3 - 4.

13. 周付娥．老年人应警惕 7 种秋季多发病［J］．中国社区医师（医学专业），2013，15（6）：368 - 369.

14. 一苘．秋季多发病防患于未然［J］．养生大世界（B 版），2010，（8）：14 - 15.

第六章 冬季养生

第一节 概 述

冬季是四季中最后一个季节，也是最寒冷的季节。漫天飞舞的雪花贯穿着这个季节，装扮每一寸土地，千里冰封，万里雪飘的风景总是令人赞叹不已。中国的语言文学非常丰富，古人在欣赏冬季美丽景色的同时，寓情于景，用优美的辞藻描绘出冬季的美丽景色，如元稹的《南秦雪》："才见岭头云似盖，已惊岩下雪如尘。千峰笋石千株玉，万树松罗万朵云。"再如杜甫的绝句"两个黄鹂鸣翠柳，一行白鹭上青天。窗含西岭千秋雪，门泊东吴万里船。"

一、冬季的时间划分和各节气的含义

冬季指从立冬到立春这一时间段，按照公历的算法是 11 月至来年 1 月。冬季起于立冬，历经小雪、大雪、冬至、小寒、大寒，止于立春。

立冬：是冬季的开始。

小雪：开始有降雪的可能性，一般雪量较小，夜冻昼化。

大雪：降雪的可能性增加，降雪量也逐渐增大。

冬至：太阳直射地面的位置到达一年的最南端，我国的白昼达到最短。

小寒：大风降温，频繁出现雨雪天气，气温显著下降。

大寒：天气严寒，为一年中最寒冷的时期。

二、冬季的物候特点

冬季最大的气候特点是寒冷。风寒凛冽，万里飘雪，草木凋枯，万物蛰伏，这些形容词形象地刻画出冬季的严寒凋敝。冬季是一年四季中气温最低、阴气最盛的时期。冬季在民间又称为"数九寒天"，指的是从冬至开始，每 9 天即称为一九，共计九九。前三九是冬季中气温最低的一段时间，受到寒潮

侵袭最多，也是全年最寒冷的时候。从五九开始，阳气渐出，冬季寒冷的气温逐渐有所回升，至九九的终末阶段，则已经是春季惊蛰前几日，万物即将重新焕发生机。

早在许多中医经典书籍中，对冬季的物候特点就有形象的描述，如《素问·四气调神大论》中说："冬三月，此谓闭藏，水冰地坼，无扰乎阳，早卧晚起，必待阳光"，这句话意在说冬天天气寒冷，世间万物都处于一种封藏的状态，人类在冬季的作息时间也应该随着阳光日照的规律，如果要进行活动最好是避开冬季的寒冷，等待阳光开始照耀大地后再开始活动。《养生镜》中也有"冬三月乃收藏闭塞之时，最宜固守元阳，以养真气"[1]。冬季是阴气极盛，阳气潜伏，万物收藏的季节。人的养生应该以固护阳气，闭藏阳气而不外泄，同时温补阳气为主，养精蓄锐，以待开春。

三、冬季与肾脏的关系

冬季是自然界万物闭藏的季节，人的阳气如同自然界一般也要潜藏于内。由于人的阳气闭藏之后，人体的新陈代谢就需要依靠生命的原动力"肾"来发挥作用，以保证生命活动的正常运转。根据中医基础理论，冬应五脏之肾，在五行中属水，应五气中的寒气，并有藏精、纳气、主水的功能。

肾藏精，精是人体生长发育的原动力，可以化生肾气，肾气又可划分为肾阴与肾阳两种成分。肾阳具有温煦、推动、兴奋、宣散的作用；肾阴有凉润、宁静、抑制、凝集的作用。肾阳为一身阳气之本，《黄帝内经》认为"五脏之阳气，非此不能发"；肾阴为一身阴气之源，《黄帝内经》谓之"五脏之阴气，非此不能滋"。由此可见肾之阴阳是脏腑阴阳的根本，所以又称为"五脏阴阳之本"。肾精所藏之精以先天之精为主，得到后天五脏六腑之精的滋养培育逐渐旺盛。精足则气盛，阴气与阳气旺盛，其他脏腑精气阴阳才能旺盛，反之脏腑精气阴阳充足对肾中精气阴阳也起到重要作用，二者之间是一种相辅形成的关系。尤其是各脏精气阴阳不足最终会累及肾的精气阴阳，故有"久病及肾"之说。

《黄帝内经》中称"肾为封藏之本"，肾中所封藏的实质就是精。冬季是万物蛰伏的季节，基本的养生原则是"藏"，在中医五行理论中，肾应冬季，"肾主蛰，封藏之本"，故冬季主要应以养肾为主，顺应冬季阳潜阴盛的自然规律，以敛阴护阳为原则，固卫阴精，保养阳气，以待春天万物生发[1]。

第二节 养生方法

冬季万物潜藏,昼短夜长,人体养生也需要顺应外界环境,尤其需要突出一个"藏"字。对冬季的养生当从精神、起居、锻炼、饮食、推拿按摩等方面进行护养。

一、精神养生

冬季气候寒冷,朔风凛冽,大雪纷飞,阳气潜藏,阴气极盛,草木凋零。动物们藏在洞穴中蛰伏而居,以期度过严寒,等待开春。自然界万物之灵的人类在冬季的新陈代谢水准也比其他季节的水准相应的降低很多。由此可见,在冬季时人体活动的减少和新陈代谢的减慢是一种机体的自然应激反应。从中医养生的角度来讲,冬季养生的最好方法就是顺应大自然的规律,尽量做到与大自然同步调。冬季是蛰伏的季节,所以冬季养生最核心的重点在于"藏"。人们在冬要尽量减少不必要的活动,保持一种安静的状态,同时让自己的精神状态保持平稳。

《素问·六节脏象论》记载"肾者主蛰,封藏之本,精之处也。"说明了肾藏精,主封藏,与冬令之气相应,肾脏与冬季养生关系密切。肾在志为惊恐,机体精神不稳,则损伤肾,进而影响到冬季养生。中医基础理论认为心主火,藏神,机体若要神清心宁,情志安逸,就必须做到心肾相交,水火共济。冬季养生强调的"藏"体现在"神藏于内"。近些年来的生理学研究也证实了情志平淡和身体健康的关系,当机体的精神状态比较安静平和时,机体的生命活动中枢大脑的脑电波会维持一个波慢的状态,这个波慢状态接近于儿童时代的大脑脑电波状态,从某种意义来说,平淡的情志让机体的衰老得到了延缓。冬季养神,要尽力做到"神藏于内",即重视和维持一种宁静的情志状态,让情志处于一种内敛的状态,不过于向外表达。一方面在生理上要自我克制,清心寡欲,减少私心杂念,降低对物质名利的追求,尽量使自己性情光明磊落、开朗豁达、心理宁静,这样的精神状态有利于神志安定、气血调和,使人体生理功能正常而有规律地进行;另一方面要做到及时调节自己的不良情绪,有所节制,积极乐观,大度的面对不顺心的事情,避免情绪的大的起伏波动。如果心中的负面情绪难以抑制的话,可以采取合理的"疏泄法",将积聚在心中的不良情绪以适当的方式或途径宣泄出去,尽快回复平和的心理，保证冬令阳气伏藏的正常生理不受干扰[4]。

二、起居养生

冬季时节，人的起居作息对于冬季养生有非常重要的意义。冬季气候寒冷，起居以"封藏"为主，"防寒保暖"为要。《千金要方·道林养性》记载："冬时天地气闭，血气伏藏，人不可作劳汗出，发泄阳气，有损于人也。"这就说明寒冷的冬季，不可随意扰动阳气，要注意避寒保暖，守阳养阴。

（一）早睡晚起

中医养生学认为人生于天地间，最好的起居方式就是顺应大自然的变化，与四季气候变化的规律相一致，贴近自然，尽量做到"天人相应"。"冬三月，此谓闭藏。水冰地拆，无扰乎阳。早卧晚起，必待阳光"（《素问·四气调神大论》）。冬季的起居应该是睡得早，起得晚，最好是等待日出之后再起床[5]。冬季天寒地冻，世界呈现万物凋敝的景象，许多动物都有冬眠的习惯。早睡晚起顺应了冬藏的特点，有利于人体阴精的贮藏，养精蓄锐以待来年。而且晚睡早起可以很好地避免外界的冷空气对机体的侵袭，有效地降低由寒冷刺激引发的呼吸系统疾病、心脑血管病、关节疼痛等疾病发生的概率。同时晚睡早起，帮助机体潜藏阳气，固护阴精，有利于增强机体的免疫力，预防疾病。

（二）温水刷牙

口腔医生对牙齿生态的调查表明，人牙齿进行正常新陈代谢的口腔温度大约是在 35 至 36.5℃之间的范围内。冬季气温寒冷，如果用凉水刷牙，给予牙齿强烈的冷刺激，会导致牙齿的痉挛，刺激时间过长的话甚至会出现牙髓出血，引起牙周炎、牙龈出血等疾病。"肾在体为骨，开窍于耳，其华在发"，"齿为骨之余"，肾是冬季封藏之脏腑，牙齿的强健与否反应出肾脏的生理状态，所以冬季养生也要特别注意牙齿的保健。用水温大概为 35℃左右的温水刷牙洗漱能够很好地避免牙齿因受寒导致的松动甚至脱落，强健牙齿。

（三）热水泡脚

用热水泡脚是一项倍受养生学家们推崇的养生方法之一。从经络学的角度来讲，足部是人体阳经和阴经的交接部位，也是机体气血运行的关键部位，在足部布满了各种重要的穴位。在人体入睡前用略高于 50℃的水温进行足部的泡脚，可以有效的活络经脉，促进气血的运行，增强五脏六腑的运化，不但能够缓解一天的疲惫困乏还可以很好的促进夜间的睡眠，改善睡眠质量。另外，从现代医学的角度来看，足部远离心脏部位，是血液循环较差，供血情况不良的区域。热水泡脚可以明显地促进足部的血液循环，改善足部供血状况，起到防病治病的作用，对于冻疮和下肢静脉曲张患者有很好的效果[6]。

（四）冬保三暖

"冬保三暖"的观点最早起源于《黄帝内经》里的"去寒就温"冬季养生原则。冬季气温低，冷刺激强烈，如果机体的保暖工作不充分，阳气外泄，同时冷刺激过于侵袭机体，则极易引起诸如呼吸系统、心脑血管系统、消化系统等各种疾病。所以保暖是冬季养生，防病预病的重要措施。

冬保三暖的内容包括：头暖、背暖、脚暖。

1. 头暖："头为诸阳之会"。冬季养生最重要的目的之一就是潜藏阳气，所以头部保暖措施显得尤为重要。头部的阳气在寒冷的冬季仅仅依靠一层头发其实是不够的，如果不加以保护，阳气特别容易从头部散掉。另一方面，暴露在冷空气中的头部，其血管会收缩甚至痉挛，从而引发诸如头痛、眩晕、感冒、鼻塞流涕等疾病，甚至加重脑血管疾患。

2. 背暖：背部是人体阳经循行的重要部位，督脉总督人体阳气，主要循行于背部，在中医学中被称为"阳中之阳"。如若背部保暖不足，外界的寒风可以循隙而侵入，并作用于背部督脉的穴位上，产生寒冷刺激，还可从穴位处往肌肉内渗透，甚至侵入骨骼关节，严重影响人体身体健康，从而导致背部肌肉痉挛，腰酸背痛，甚至是关节疼痛。

3. 脚暖：传统中医养生学对足部的保暖尤为重视。民间存在"寒从脚下起"的说法。足部是距离心脏供血最远的部位，血液供应相对较少，所以说是最易受到寒邪侵袭的部位。足部若受凉，会反射性地引起上呼吸道黏膜内的毛细血管收缩，纤毛摆动减慢，引起呼吸系统疾病，同时很容易导致胃肠道疾病的发生。

（五）冬防烫伤

冬季气温低，冷空气强，对于人体表面裸露在外面的肌肤而言，其血管处于一种收缩的状态，常常对外部的刺激比较麻木，不甚敏感。很多人在冬季都比较喜欢用温水或者热水盥洗，这里面就存在一个需要注意的危险点。当机体从室外归来时，由于手部皮肤长时间受到冷刺激，感觉神经不甚敏感，如果突然用过热的水盥洗，此时特别容易造成手部的烫伤，导致手部的红肿热痛，对于血液循环系统功能较低的老年人而言甚至可以因为突然的烫伤诱发冻疮。

另外，随着科技的发展，冬季室内取暖的措施越趋多样，有暖水袋、暖气片、暖气炉、暖气扇、电热毯等等。但是这些电热取暖的途径也存在着一系列的隐患。

幼小的儿童和患有偏瘫、感觉障碍的老年性患者在使用这些电热器时尤其要注意及时的观察取暖设备的状况，观察温度是否过高、取暖器是否有老化、漏电等危急情况的发生，家人需要多多留意幼儿和老人的皮肤颜色和皮肤温度的变化，谨防烫伤。

三、运动养生

冬季气候寒冷，许多动物在冬季都选择在洞穴里冬眠，以等待来年的春暖花开。但是人的生命在于运动，古人早就发现"流水不腐、户枢不蠹"的道理。同样，人的气血需要不间断地循环流通，如果完全停止运动精气就会郁结于身，郁结之处必然导致身体不适，所以虽然冬季养生以"藏"为主，但是这并非意味着让人和动物一样冬眠一动不动。运动可以强健体魄，维持人体的阴阳平衡，预防疾病。但冬季的运动不能像夏季那样酣畅淋漓，需要遵循"适时"、"适量"、"充分热身"、"提前预防"的四项基本原则。

首先，冬季锻炼要顺应自然环境，冬天里的太阳一般在较晚的早晨才能普照大地，和煦万物。正如《黄帝内经》中言"早卧晚起、必待阳光"，所以说冬季锻炼不宜过早。现代研究也证实，在日出后晨练远比在日出前效果更好，而且可以很好地避免老年人因为气温过低引起的中风甚至猝死。一天中最佳的运动时间大约在午后和傍晚之间，大约为下午的两点至五点。此时，自然界的温度为一天之中最高，而且人体一般在此段时间内体力充沛，既可以避免气温过低导致的运动伤害，又可以充分的进行有氧运动，对冬季人体的健康大有裨益。

其次，冬季锻炼要非常注意"适量"原则。冬季养生的基本原则是"闭藏"，潜藏阳气，敛护阴精。冬天人体的阴精阳气是处于封藏的状态，所以说在冬季，运动也要注意遵循"藏"的原则，不适宜过大强度的锻炼，宜少泄津液，运动强度大概微微汗出即可，避免大汗淋漓，丢失阴精阳气。尤其是在刮北风时候更不适宜大量汗出，要避免风邪内侵，尤其是体质较弱者应特别小心。

冬季在进行锻炼前要注重"热身运动"。冬季是四季中最为寒冷的季节，冷刺激强而且空气干燥，人体的血管收缩，血液循环减慢，肌肉和关节都处于一种紧缩的状态，无论是肌肉组织、韧带组织还是骨关节的活动性都明显地低于其他季节，所以在进行冬季运动之前，需要进行一定时间的小强度运动，例如慢跑、拉伸韧带、健身操等活动，充分的使身体发热，筋骨活络，降低肌肉扭伤、小腿抽筋、崴脚等情况的发生概率[6]。

"提前预防"也是冬季锻炼所必须遵循的一项基本原则。冬季是多种慢性病的高发季节，常见的多发性疾病有慢性气管哮喘、老慢支、冠心病、高血压等。在冬季运动前，尤其对于老年患者，需要充分地考虑到自己的身体状况，活动前适量服用药物，防止运动过程中出现突发危险。而且应该随身携带相应的特效药物，例如：哮喘喷雾剂、丹参滴丸、降压药等，在身体出现头晕、胸闷、汗大出和心律失常等不适感时及时停止运动，服用相应药物，严重者还应及时送院治疗。

在寒冷的冬季，剧烈的爆发性的运动往往容易造成软组织或肌肉骨骼的扭伤，不但起不到养生的效果，反而容易损伤身体，所以在进行冬季身体锻炼时应该尽量不选择剧烈运动。

（一）滑雪

滑雪是冬季里很棒的一项户外运动，既能够很好地锻炼身体又可以享受冬季美丽的雪景，是一项令人心身愉悦的运动。滑雪的过程中，可以很好的活动四肢关节，拉伸冬天里紧缩的肌肉、韧带，锻炼全身的协调平衡能力，提高自身的柔韧性。对于冬季不经常活动的人而言，滑雪充满趣味性，是一项颇具吸引力的冬季运动。

（二）慢跑

慢跑是一项几乎适合所有年龄段人群的体育活动，称之为冬季最理想的体育活动也不为过。在寒冷的冬季，人体的肌肉组织和韧带组织会保护性的紧缩，血液的流动也会大大减慢，骨关节的灵活性也会降低。慢跑这项运动可以很好地加快血液循环，拉伸肌肉和韧带，改善脑部的供血量，加快细胞的新陈代谢，增强心肺功能，预热身体。慢跑是一种强度较大的有氧运动，同时可避免冬季锻炼时常见的肌肉拉伤，可以消耗大量热量，有效的防止冬季肥胖。对于老年人来说，慢跑还可以很好地延缓肌肉萎缩和心肺功能的减退，同时能够降低胆固醇和冠心病的发病率。

（三）冬泳

冬泳对于爱好游泳的朋友而言是一项非常好的冬季运动，不习惯冬泳的人也可以尝试着这项运动，因为它对于冬季养生能起到非常好的帮助。冬泳本身运动量并不大，但是水流的冷刺激对于全身的血液循环系统有非常好的促进作用，不仅可以加快身体内的新陈代谢，排出毒素，还可以增强血管壁的弹性，对患有"三高"的病友能起到非常好的预防作用。

（四）瑜伽

冬季，室外寒风凛冽，空气干燥，并不适合室外活动。瑜伽是一种广受世界欢迎的室内运动，它源自古老的印度，对身体的塑性和健身有良好的帮助。瑜伽的动作缓慢、轻盈，能够最低刺激的拉伸肌肉、韧带，活动筋骨，不存在活动后大量汗出、阳气外泄的情况。而且瑜伽能够很好的调整呼吸，对增强心肺功能有很好的作用，同时也能够帮助人体获得更好的平衡感、柔韧度。

（五）做养肾功法

肾脏是人的身体根本，是精气聚藏的脏腑，在五行归类表中也相应于冬季。所以，冬季养身尤其要注意肾脏的养护。八段锦是诸多养身功法中流传最广的一种，起源于北宋时期，迄今八百余年。冬季养肾以此法为妙，其中双手攀足固肾腰、叩齿、搅海、咽津等动作方法对冬季养肾大有裨益。另外还可采用"双手撑腰法"，即双手叉腰，拇指在前四肢在后上下摩擦。

四、饮食养生

饮食为健康之本。饮食养生是指科学的安排膳食，合理摄取饮食中的营养成份，以达到增强体质，健康身体，甚至预防疾病的目的。唐代孙思邈曾在《备急千金方》里指出："安身之本，必资之于食"、"食能祛邪而安脏腑，悦神，爽志，以资气血"、"不知食者，不足以生存。"由此可见饮食对生命活动的重要意义。一般而言，由于冬季天气寒冷，人体需要的热量和散发的热量比其他季节都要多，所以冬季的日常膳食可以适当地增加一些肥甘类的食物，增加人体营养的吸收，维持人体的正常新陈代谢和体温平衡。冬季宜进补，良好的饮食调理对于生命健康有重大帮助。

（一）主食

1. 黑米：黑米的稻粒外观呈长椭圆形、黑褐色，营养丰富，常被称作

"黑珍珠"或"世界米中之王",是稻米中珍贵的品种之一。黑米除了富含蛋白质、B族维生素、维生素E以外,其所含的锰、锌、铜等无机盐大都比普通大米高1~3倍,更含有大米所缺乏的维生素C、叶绿素、花青素、胡萝卜素及强心甙等特殊成分,因而黑米比普通大米更具营养。中医认为黑米具有非常好的药用价值,既可入药,也可入膳。黑米性平味甘,归脾胃二经,对于食欲较差,脾胃虚弱的患者有很好的作用。黑米色黑,相应于肾,具有"滋阴补肾、明目活血"的功效,尤其适合头晕目眩、腰膝酸软、肾虚水肿的患者。冬季长期食用黑米,会起到非常好的保健效果。

2. 紫米:紫米是稻米中的精品,仅在我国云南、四川、贵州等少数几个省份有所栽培,在汉代被定为国家"贡品",由此可见其珍贵。紫米外观与普通稻米相似,不同之处在于,紫米的种皮覆盖一层紫色的物质。紫米中富含丰富的蛋白质、脂肪、赖氨酸、核黄素、硫安素、叶酸等多种营养物质,以及铁、锌、钙、磷等人体所需微量元素。烹饪紫米,味道极香。李时珍在《本草纲目》中提到紫米具有滋阴补肾、健脾暖肝、补血益气的功效,是冬季进补佳品。紫米中又以种植在哈尼胶泥梯田上的云南"墨江紫米"最为上佳。

3. 糯米:糯米又叫"江米",可分为长糯米和圆糯米。长糯米米粒细长椭圆、略扁。圆糯米则形状钝圆、另端歪斜。但二者均具有较强的黏性,质地柔软,富含蛋白质、脂肪、糖类、钙、磷、铁、维生素 B_1、维生素 B_2、烟酸及淀粉等营养物质,且味道鲜美,可做成糯米糍粑、糯米粥、糯米烧卖、粉蒸肉等诸多美食,深受我国人民群众喜爱。糯米性温味甘,入肺、脾、胃经,具有补中益气、健脾和胃、止虚汗的功效。但对于糖尿病患者不可过多食用糯米,素有脾胃虚弱、消化不良的患者也不可过量食用。

4. 玉米:玉米学名"玉蜀黍",在我国不同地域有不同称谓。北方常叫做苞米、棒子,南方常称为幼米仁,在我国各地均有栽培。玉米的维生素含量非常高,一般为稻米、小麦的5倍以上,其代谢能为14.06MJ/kg,是各类谷物中最高的。蛋白质、亚油酸、植物纤维及硒、镁微量元素在玉米中都有很高的含量。从现代医学的角度,玉米的高代谢能能为人体提供最高的单位可利用能量,富含的植物纤维对于肠道的蠕动有很好的刺激作用,硒、镁等微量元素具有很好的防癌抗癌作用。中医认为玉米具有调中开胃、益肺宁心的功效。此外,玉米须还是一味具有利尿消肿、清肝利胆功效的中药材。

5. 高粱:高粱在我国主产于华北、东北等地区,喜温暖湿润。其根系发达,抗旱、抗涝、耐盐碱。主要的食用部位为"子粒",子粒中主要营养成分为蛋白质、粗脂肪、粗蛋白、粗纤维、淀粉等。《四川中药志》对高粱的药用价值有专门的记载，"益中，利气，止泄，去客风顽痹。治霍乱，下痢及湿热小便不利"。冬季多食用高粱对治疗冬季常见的腹泻、痹症等有诸多益处。

6. 黄豆：黄豆是大豆的一种，分布于我国各个省份，其中东北产黄豆最为知名。黄豆的营养非常全面，蛋白质的含量是猪肉的 3 倍，是鸡肉的 2.5 倍，更为难得的是黄豆蕴含的蛋白质不光含量高，而且质量好。黄豆的蛋白质虽都是植物性蛋白，但其氨基酸组成与动物蛋白非常相似，故黄豆又有"植物肉"的美称。人体摄入黄豆，基本能满足器官组织所需要的各种蛋白质，同时又避免了摄入肉类里的脂肪和胆固醇，是一举两得的食物。黄豆里还富含能够促进神经机能活力的卵磷脂，对于预防老年性痴呆会有非常好的帮助，而且卵磷脂可以降低血液中的胆固醇含量，同时降低血脂，这对于冬季高发的心脑血管疾病，例如冠状动脉粥样硬化症有非常好的预防作用。中医认为黄豆性味甘平，入脾、大肠经，《本草纲目》记载其具有"宽中益气，和脾胃，消胀满，下大肠浊气"的功效。

（二）蔬菜

1. 冬笋：冬笋顾名思义指的是冬季的竹笋。现代研究表明冬笋因为含有丰富的纤维素，能够很好地增强胃肠道的蠕动，消食导滞，还能促进胃肠对脂肪的吸收，是冬季减脂的必备食材。冬笋的烹制也较为简便，既可以单独清炒，也可以和肉类食材一起烹调。和肉类一起烹调时，冬笋还可以起到祛除肉类油腻的作用。

2. 冬菇：香菇又叫做冬菇，是人们在冬天喜欢使用的一种菌类。香菇最适宜煲成汤，味道鲜美，在为人体提供大量的热量抵御严寒的同时，也给人体提供了很多必需的维生素。冬季长时间食用香菇，能够增强体质，提高机体的免疫力，预防轻症疾病的发生。

3. 冬瓜：冬瓜既是一道食材，更是一味中药。冬瓜在中药学中具有利水消肿、清解热毒的功效。冬瓜有时被用作减肥的一种专门食材，因为冬瓜脂肪含量极低，且维生素 C 和钾含量高，钠含量低，具有利尿排湿的作用，所以女性朋友对冬瓜很是喜爱。另外对于需要低钠食物的高血压、肾脏病、浮肿病等患者具有不错的疗效。

4. 萝卜：萝卜一直是中国人民喜爱的食物，李时珍在《本草纲目》中记载"大下气、消谷和中、去邪热气"，在民间也盛传萝卜"平民人参"的雅号。萝卜的营养元素成分极为丰富。其所含维生素的种类之多，含量之丰富让其它蔬果望其项背，常食用可大大增强人体的免疫功能。民间一句谚语叫做"冬吃萝卜夏吃姜，不劳医生开药方"，也从侧面反映出萝卜能够增强人体免疫力。中医养生学的观点认为，萝卜能够很好地补益人体中气，健脾消食，清肺止咳、强健元阳。

5. 莴笋：莴笋是菊科植物莴苣的茎叶和根，肉质细嫩爽口，味道鲜美。莴笋的营养价值很高，营养学研究表明莴笋中含有莴苣素、乳酸、苹果酸、天门冬碱、琥珀酸、甘露醇等营养元素。食用莴笋，可以促进胆汁的分泌，帮助消化，也是糖尿病患者的首选食物。莴笋里的尼克酸，现被认为是胰岛素的激活剂，糖尿病患者适量食用莴笋可以帮助机体的糖代谢。从中医养生学的角度来看，莴笋性寒、味甘苦，具有通利小便、促进产后乳汁分泌等功效，另外莴笋叶还能够止咳平喘。

（三）薯类

1. 山药：山药是为薯蓣科植物薯蓣的干燥根茎，肉质细嫩，含有极丰富的营养保健物质。《神农本草经》认为山药"主健中补虚、除寒热邪气、补中益气力、长肌肉、久服耳目聪明"。《本草纲目》认为山药能"益肾气、健脾胃、止泻痢、化痰涎、润毛皮"。山药是人们非常喜爱的保健佳品。现在市面上有大量由山药单味药或者是以山药为主，其他药物为辅的保健食品。山药含有能够分解淀粉的淀粉糖化酶，可以非常有效的促进胃肠消化；山药中的皂苷、黏液质可以滋润气道，起到补益肺气，养肺阴的作用；山药中的黏蛋白、淀粉酶、游离氨基酸、多酚氧化酶含量大，对机体也有滋补的作用。

2. 芋头：芋头是天南星科植物的地下根茎，呈球形、卵形或者椭圆形状。富含大量的淀粉、矿物质及维生素，既是蔬菜，又是粮食，可熟食、制干或制粉，方便储备。芋头是一种传统的药膳主食，据研究表明，芋头中富含的黏液蛋白能够非常好的促进机体产生免疫球蛋白，提高机体的免疫功能，尤其对于患有淋巴结核的患者能起到很好的益处。而且芋头富含丰富的粘液皂素，能够增进食欲，帮助消化。《滇南本草》记载其"治中气不足，久服补肝肾，添精益髓"，是冬季进补的优先选择。

3. 马铃薯：马铃薯俗称土豆，是茄科茄属一年生草本，块茎可以食用，因其形状椭圆，形似一枚蛋，故在我国许多地区称呼马铃薯为"地蛋"、"山药蛋"等。马铃薯的高营养价值和药用价值使其深受欢迎，它富含淀粉、维生素 A、维生素 C、钾、钙、铁等营养物质，其热量高，却不含脂肪，是"三高"患者冬季补充热量的理想食品。从中医养生的角度来看，马铃薯性平味甘，具有良好的理气和胃、益气健脾的功效，对于冬季常见的慢性胃痛、消化不良、便秘等疾病有良好的疗效。

（四）水果

1. 柚子：柚子主产于我国南方，清香、凉润、香甜可口，是医学界公认的具有良好食疗效果的水果。柚子含有大量的维生素 C，可以很好的降低血液中的胆固醇；柚子中的果胶成分可以保护血管动脉壁，很好地降低血管破裂的风险；柚子中的生理活性物质可降低血液的黏滞度，减少血栓的形成，对冬季老年患者常见多发病脑血栓、中风等有较好预防作用。而且柚子性凉、味甘，可以理气化痰、润肺清肠，有效地预防感冒的发生。

2. 橘子：橘子是芸香科植物的果实，属于热带植物，主产于我国长江以南地区，颜色鲜艳，味道酸甜可口，色香俱全，是生活中最常见的水果之一，深受我国人民的喜爱。橘子富含维生素 C，对人体皮肤有着非常好的保养作用，特别适合气候干燥的冬季。橘皮苷经过研究证实，能够加强毛细血管的韧性、扩张心脏的冠状动脉，对于血压高的患者而言是良好的选择。而且橘子内侧的白色薄皮含有膳食纤维及果胶，可以通宿便。在中医看来，橘子一身都是宝。橘皮可以美容，（《本草纲目》中说橘皮"同补药则补；同泻药则泻；同升药则升；同降药则降"）。制成"陈皮"后，则具有理气燥湿、化痰止咳、健脾和胃的功效，对于冬季高发的感冒、咳嗽、慢性胃炎等病都有良好的药用作用。橘核味苦无毒，有散结、理气止痛的功效。虽然橘子有诸多益处，适合冬季进补食用，但需要注意的是橘子性温，多食容易上火，需适当食用。

3. 冬枣：冬枣含有人体所需的多种氨基酸、维生素，尤其是维生素 C 含量较高。研究表明每 100 克冬枣果肉中维生素 C 含量高达 380～600 毫克，是大多数蔬果维生素 C 含量的数十倍。冬枣皮薄果大，干脆爽口，入口香甜，深受广大群众的喜爱。冬枣的果肉中富含维生素 C 和 P，能够保持血管弹性，对于预防冠状动脉粥样硬化有很好的帮助。另外，冬枣果肉中还富含有环磷酸腺苷，环磷酸腺苷可以增强人体的免疫系统，降低胆固醇，保护冠状动脉。

4. 栗子：栗子素有干果之王的美誉，是我国特有的一种食物，民间将其称为"肾之果"。栗子的淀粉含量极高，能够为人体提供高能量，而且富含蛋白质、不饱和脂肪酸、B族维生素、维生素C和钙、铁、磷等微量元素。其中不饱和脂肪酸和维生素、矿物质对防治"三高"、动脉粥样硬化、骨质疏松等老年性疾病具有很好的作用；核黄素可有效治疗口腔溃疡；维生素C可维持牙齿、骨骼、肌肉的正常代谢，是延缓衰老的佳品。中医认为栗子味甘性平，入足太阴脾经与足少阴肾经，具有养胃健脾、补肾强筋骨的作用，对反胃、泄泻、腰酸腿软等有非常好的疗效。

5. 胡桃：胡桃也就是我们常说的核桃，几乎遍布于我国各个省份，是我国人民喜爱的一种坚果。由于其果仁形状形似人脑，所以民间一直有俗语叫做"吃核桃、补大脑"，现代药理研究也证实了这一说法。胡桃仁里面含有大量的蛋白质和人体必需的不饱和脂肪酸，是脑细胞进行代谢的重要物质，能够滋养脑细胞，提高脑功能。胡桃仁还有降低胆固醇含量、防止血管动脉硬化、抗氧化延缓衰老的作用，并能够滋润肌肤，有效对抗冬季干燥气候所带来的皮肤皲裂。《医学衷中参西录》称胡桃为滋补肝肾、强健筋骨的要药，对肾虚咳喘、腰酸脚软、阳痿遗精等症有良好疗效。

（五）省咸增苦

从五味的角度来分析冬季饮食，需要做到"春省酸增甘以养脾气，夏省苦增辛以养肺气，长夏省甘增咸以养肾气，秋省辛增酸以养肝气，冬省咸增苦以养心气"（《本草纲目》）。"省咸增苦"这句话的意思是少食咸味食物多食苦味食物，因为冬季为肾经旺盛之时，而肾主咸，心主苦。从五行理论来说，咸胜苦，肾水克心火。若咸味吃多了，就会使本来就偏亢的肾水更亢，从而使心阳的力量减弱。所以应多食些苦味的食物，以助心阳。以下推荐几种苦味蔬菜。

1. 芹菜：有机芹菜的营养价值非常高，每100克芹菜中含有蛋白质2.2克、脂肪0.3克、糖类1.9克、钙160毫克、磷61毫克、铁8.5毫克，还含有胡萝卜素和其他多种B族维生素。芹菜营养丰富，含有较多的钙、磷、铁及维生素A、维生素C、维生素P等，长期以来既作食用，又作药用。其中芹菜含有酸性成分。经过科学实验证实，芹菜能够扩张血管，降低血压，对于老年高血压患者而言，是不可多得的降血压食材。

2. 莴笋：莴笋含有丰富的营养成分。每500克鲜莴笋叶中，含蛋白质10克，脂肪2.5克，碳水化合物16.5克，钙190毫克，磷185毫克，铁5.5毫克，胡萝卜素10.7毫克，维生素$B_2$0.6毫克，维生素C75毫克等。可刺激消化酶的分泌，增进食欲，因为其含有的钾含量高于钠含量，故能够有利于机体的水电解质平衡，促进排尿，减少心房的压强，对高血压及心脏病患者极为有利。从中医的角度来看，莴笋性寒味苦，能够清热解毒利湿，宽肠通便。

3. 生菜：生菜是叶用莴苣的俗称，味道和莴笋类似，味微苦，质地脆嫩，口感清鲜，含有丰富的营养成分，是老百姓餐桌上的常见菜肴。生菜中富含钙、磷、钾、钠、镁及少量的铜、铁、锌等微量元素和膳食纤维素。常吃生菜能改善胃肠血液循环，促进脂肪和蛋白质的消化吸收，改善便秘症状，缓解眼睛疲劳。生菜还能保护肝脏，促进胆汁形成，防止胆汁淤积，有效预防胆石症和胆囊炎。

4. 苦菊：苦菊是药食同源的蔬菜，含有蒲公英甾醇、胆碱等成分，对各类病菌都有较强的抑制作用，例如：金黄色葡萄球菌、溶血性链球菌、肺炎双球菌、绿脓杆菌、痢疾杆菌等。其含有丰富的胡萝卜素、维生素C以及钾盐、钙盐等，对维持人体正常的生理活动有较好的作用。苦菊叶中氨基酸种类齐全，各种氨基酸之间比例适当，有助于促进人体内抗体的合成，增强机体免疫力。对于冬季常常大鱼大肉，涮锅吃太多的朋友而言，苦菊是清热消火的第一选择。

（六）冬季进补

1. 羊肉："冬季进补，羊肉为先。"羊肉肉味鲜美，营养价值极高，在寒冷的冬季，食用羊肉抵御寒冷是千百年来流传下来的做法，羊肉历来被中国人视为在寒冷冬天进补的主要食物。羊肉中富含蛋白质、铁、钙等微量元素，维生素 B_1、B_2 和少量的胆甾醇等，脂肪含量低于猪肉。中医学认为羊肉有助元阳、补精血、疗肺虚之功效，还能益肾壮阳，补虚抗寒，强健身体，是冬令的滋养食疗珍品。中医大夫常常将羊肉入汤剂以治疗疾病，例如《金匮要略》中的"当归生姜羊肉汤"用以治疗脏腑虚寒证；《饮膳正要》中"补中羊肉粥"用以温中补脾，治疗脾胃虚弱、虚寒呕吐者。

2. 牛肉：牛肉中含有丰富的蛋白质，其氨基酸组成与人体最为相近，特别容易被人体吸收，提高机体免疫能力。在我国许多地方都有冬季吃牛肉的传统。从牛肉中富含的营养物质来看，铁元素是细胞造血的必备微量元素。牛肉中丰富的铁能加强造血功能，对缺铁性贫血有非常好的帮助。丰富的 B 族维生素可加快蛋白质新陈代谢，为机体提供能量，增强免疫力，让人体在亟需能量的冬季也能保持旺盛的精力和免疫力。中医认为：牛肉有补中益气、滋养脾胃、强健筋骨、化痰息风、止渴止涎的功能。适用于中气下陷、气短体虚、筋骨酸软和贫血久病及面黄目眩之人食用。

3. 鹿肉：鹿肉是中医养生家常常推崇的冬季进补肉类。鹿肉一般指的是马鹿或者梅花鹿的肉，是肉中的精品。其肉质细嫩、味道鲜美、瘦肉多、结缔组织少，含有相当丰富的蛋白质、脂肪、无机盐、糖和维生素。鹿肉具有高蛋白、低脂肪、低胆固醇的特点，对人体的血液循环系统、神经系统都有良好的调节作用。李时珍认为"乃仙兽，纯阳多寿之物，能通督脉"，是肉类中补脾益气、温肾壮阳的不二之选。尤其冬季时分，气温低，许多人都会有手脚冰凉的症状，食用鹿肉可增肾阳之火，对四肢会起到很好的温煦作用。

4. 鸡肉：鸡肉富含多种易被人体胃肠道吸收的蛋白质和维生素，可以很好地增强体质、强健体魄，其中的磷脂类物质对于人的生长发育可以起到良好的促进作用。中医学认为鸡肉味甘，性微温，能够温补脾阳，填精补髓，益气生血，补虚损。在冬季进补中，将鸡做成鸡汤的形式更有益于帮助人体抵御寒邪，补益阳气，预防感冒。

5. 甲鱼：甲鱼是水陆两栖生活的卵生爬行动物，外形似龟，是长寿的象征，民间俗称"千年甲鱼"，从古到今都是人们希望用来保持身体健康，延年益寿的食物。甲鱼富含蛋白质、无机盐、维生素 A、维生素 B_1、维生素 B_2、烟酸、碳水化合物、脂肪等多种营养成分。此外，龟甲富含骨胶原、蛋白质、脂肪、肽类和多种酶以及人体必需的多种微量元素，可以很好的增强身体的抗病能力及调节人体的内分泌功能。中医对甲鱼的营养作用一直很重视，认为其具有"补痨伤，壮阳气，大补阴之不足"，可"肝肾之阴，清虚劳之热"，对于冬季补肾阴能起到非常好的效果。

6. 猪肉：猪肉是最补铁的一种肉类，一直以来在我国的肉类消费中占据着绝大多数的份额，我国人民对猪肉的偏嗜由此可见一斑。瘦猪肉中的蛋白含量较高，脂肪含量较低，为人体提供了生命活动所需的大量蛋白质，促进机体的新陈代谢，强健体魄。在《本草备要》中对猪肉的补益功效有如下描述，"猪肉，其味隽永，食之润肠胃，生津液，丰肌体，泽皮肤，固其所也"。冬季食用猪肉能够很好的补益身体。

（七）冬季养生粥

冬季气温寒冷，脾胃常易感受寒邪，热腾腾的一碗养生粥能够起到很好的暖胃补肾的作用。古人在冬季养生中积累了大量的养生粥配方，现在给大家列举一些实用的冬季养生粥[9]。

1. 羊肉粥：羊肉 50g，粳米 100g，盐、葱适量。将羊肉洗净切成细末。把粳米淘干净入锅加水煮，至半熟时加入羊肉末，搅匀，煮烂，粥成加盐、葱调味。具有补虚益气、温中暖下的作用。适应于脾胃虚弱，食欲不振，胃痛腹痛，阳痿尿频，腰膝酸软，产后虚羸等。

2. 核桃粥：黄豆 500g，白芨 20g，大米 60g，核桃仁 30g，冰糖适量。将黄豆和白芨一起炒熟，磨成粉状，备用。煮粥时取大米 60g，核桃仁（捣碎）30g，再加入黄豆、白芨粉各 30g，加入适量冰糖，熬成糊状。具有健脑益肾的作用。适应于腰酸腿软，肾虚便秘，髓海空虚，记忆力下降等症。

3. 枸杞粥：枸杞 20g，大米 100g。将大米煮成半熟，然后加入枸杞子，煮熟即可。具有养肝明目、补益肝肾的作用。适应于头晕目涩、耳鸣遗精、腰膝酸软等症。

4. 板栗粥：板栗 100g，糯米 100g，生姜 10g，少许盐。板栗 100g 去皮，切碎粒与淘好的糯米 100g，加拍碎的生姜 10g 煮至米烂汤稠，加少许盐，温热服食。具有补肾益气、强腰膝、厚肠胃的作用。适应于脾虚腹泻、肾虚痛，腿脚无力等症。

5. 韭菜粥：新鲜韭菜 30 – 60g，大米 100g，细盐少许。先将洗净粳米 100g 倒入锅内，加水煮沸，再加入洗净切碎的韭菜 50 克，同煮做成稀粥，加细盐少许调味即可。具有固精止遗，补肾壮阳，健脾暖胃的作用。适应于脾肾阳虚所致的腹中冷痛，泄泻或便秘，虚寒久痢等症。

6. 大枣山药粥：山药 30g，大枣 10 枚，粳米 100g，冰糖适量。将粳米、山药、大枣（去核）洗净，放入砂锅，加水适量，煮烂成粥，再加入冰糖，搅拌均匀即可。具有补气血，健脾胃，抗衰老的作用。适应于脾虚便溏、气血不足、营养不良、病后体虚、羸瘦衰弱等情况。

7. 梅花粥：白梅花 5g，粳米 80g。将粳米煮成粥，再加入白梅花，煮沸两三分钟即可。具有疏肝理气，健脾开胃的作用。适应于肝胃气滞、胸闷不舒、嗳气、食欲减退、消化不良等症。

8. 黑芝麻粥：黑芝麻 15g，粳米 30g，白糖适量。将黑芝麻放入锅中炒至有香味，再将黑芝麻碾碎备用。待粳米煮成粥之后，倒入碾碎的黑芝麻再文火煮五分钟，加入少量白糖即可。具有补肝肾，润五脏的作用。适应于五脏虚损、慢性便秘、老年血管硬化、肺燥咳嗽等症。

（八）茶

喝茶是中国人流传上千年的传统，许多人在冬季都有喝茶的习惯。冬季喝茶不仅能够帮助人体增加热量抵御寒冷，还可以对身体的调理和保养起到很好作用。

（1）绿茶：冬季风大湿度低，特别干燥，如果再摄入辛辣、油炸类食物，特别容易引起皮肤干燥、口舌生疮、甚至便秘等症状。绿茶性寒，清热效果最佳，具有去火、生津止渴、消食化痰的作用，并且能降血脂、预防血管硬化。所以绿茶是冬季喝茶的很好选择，但需要注意的是脾胃虚寒者不宜过量饮用绿茶。

（2）乌龙茶：乌龙茶颜色介于绿、红茶之间，色泽青褐。既有绿茶的天然清香，又有红茶浓醇，不寒不热，有润肤、润喉、生津的作用，对冬季多发的口干舌燥、嘴唇干裂有非常好的效果。此外，乌龙茶还可以明显地降解脂肪和胆固醇，防止肝脏脂肪堆积，是一种名副其实的"减肥茶"。

（3）普洱茶：普洱茶，又名滇青茶，产于我国云南普洱地区。其具有降低血脂、抗衰老、助消化、生津止渴、醒酒解毒等多种功效。冬季长期饮用，对于减肥和预防心血管病有非常好的帮助。

（九）饮食搭配

冬季气候寒冷，天地封冻，万物蛰伏，人们在冬季时依靠衣物来抵御外界的寒冷，但是光依靠衣服固卫肌表，保护阳气不外泄，寒气不内侵还不足以让人顺利地度过严寒的冬季，因而冬季饮食的合理搭配对增强人体免疫力和抵御寒冷的能力显得格外重要。

《黄帝内经》中讲的"春夏养阳，秋冬养阴"，是冬季饮食搭配的纲领性原则。冬季是四季中阴气极盛而阳气较弱的季节，人的饮食可以适当的增加一些"肥甘厚味"之品，应该注意多补益脾肾之阳，培育元气，贮藏阴精，养精蓄锐，为来年春天打下基础。

在冬季的日常饮食中，首要的是要保证人体摄取足够量的能够提供热量，提高机体抵抗寒冷能力，富含优质蛋白质、脂肪、碳水化合物、糖类的食物，比如羊肉、瘦猪肉、鸡鸭肉、鱼肉、奶制品等。其次冬季气候寒冷干燥，非常容易发生口角干裂、皮肤皲裂、眼睛和口鼻干涩等症状，因此很有必要多吃一些含有丰富维生素的食物，例如：牛奶、奶酪、蛋黄、大豆、猪肝、菠菜、胡萝卜、猕猴桃、香蕉、橘子等。另外根据相关的生理学研究，机体产生畏寒的生理状态，有一部分原因是因为食物中缺少无机盐。在寒冷的冬季，冷刺激强烈，机体需要摄取更多的无机盐来减少寒颤的发生。富含无机盐的食物主要存在于含根茎的蔬菜，常见的如藕、大白菜、胡萝卜、红薯及青菜等[10]。

冬季日常饮食中，需要做到荤素合理搭配，大致比例为 4：6。这种膳食结构比较符合东方人的饮食习惯。冬季饮食要兼顾到以上三个方面，既要有能提供给人体大量热量的肉类、奶制品，又不能缺少富含维生素和无机盐的果蔬类食物。

五、根据经络循行自我叩击、拍打及按摩保健法

冬季类应于肾，其保养的经脉包括足少阴肾经和足太阳膀胱经。

（一）足少阴肾经的循行

起于足小趾端，斜向于足心（涌泉穴），出于舟骨粗隆下（然骨穴），经内踝后进入足跟，再向上沿小腿内侧后缘上行，出腘窝内侧，直至大腿内侧后缘，入脊内，穿过脊柱，属肾，络膀胱。

腰部分支：从肾上行，过经肝脏，上经横膈，进入肺中，沿喉咙，上至舌根两侧。

肺部分支：从肺中分出，络于心，流注于胸中（膻中穴），与手厥阴心包经相接。

（二）足太阳膀胱经的循行

起自内眼角（睛明穴），上过额部，交于督脉直至巅顶（百会穴）。

巅顶部分支：从头顶（百会穴）分出至耳上角（会曲鬓、率谷、浮白、头窍阴、完骨）。

巅顶向后直行分支：从头顶下行（至脑户穴）入颅内络脑，复返出下行于项后（天柱穴）。

下分为两支：

其一，沿肩胛内侧（大杼穴），夹脊旁，沿背中线旁一寸五分，下行至腰部，进入脊旁筋肉，络于肾，下属膀胱，再从腰中分出下行，夹脊旁，通于臀部，经大腿后面，入腘窝中。

其二，从肩胛内侧分别下行，通过肩胛，沿背中线旁三寸下行，过臀部，经过髋关节部（环跳穴），沿大腿外侧后边下行，会于腘窝中，向下过腓肠

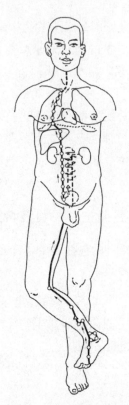

图 24　足少阴肾经循行

肌，经外踝后（昆仑穴），于足跟部折向前，经足背外侧至足小趾外侧端（至阴穴），与足少阴肾经相接。

（三）拍打方法

足少阴肾经和足太阳膀胱经下肢内外两个侧面的后缘，先同时拍打两腿内侧后缘，从上至下，从下至上四到八个八拍，再拍打两腿后面，从上至下，从下至上四到八个八拍。

（四）冬季按摩穴位驱寒

冬季气候寒冷，冷刺激较多，许多人都会出现手脚末端冰凉的现象，尤其对于阳虚体质的人，症状更为严重。按摩一些特定的中医穴位可以很好地祛除外寒。

1. 关元穴

关元穴位于肚脐下三寸，在腹部正中线上。关元穴是人体阴阳元气交关

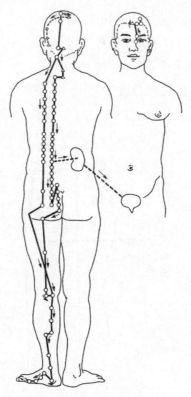

图 25　足太阳膀胱循行

的位置，常按摩有培本固元、益气散寒、补肾的作用。具体的做法是：以拇指指腹部位对关元穴进行匀速地摩擦，当腹部感觉到有热量透过皮肤进入关元穴皮下，皮下发热时即可，每日操作 1～2 次。

2. 命门穴

命门穴是背部督脉的一个重要穴位，位于第二、三腰椎棘突间。是元气的根本、生命的门户，所以称之为命门，由此也体现出这个穴位的重要性。命门穴是重要的壮肾阳的穴位，可以治疗因肾阳虚或者因外感寒邪出现的畏寒、关节疼痛等症状。具体的做法是：用右手手掌的大鱼际、掌根或小鱼际附着在命门穴的部位，进行来回直线摩擦，当腰部感觉到有热量透过皮肤进入命门穴皮下，皮下发热时即可，每日操作 1－2 次。

3. 神阙穴

神阙穴在肚脐中央，是属于腹部任脉的一个穴位。肚脐乃"先天之结蒂，后天之气舍"，是"五脏六腑之本，元气归藏之根"，可鼓舞一身之阳气。神

127

阙穴位于元神之门户，可起到温通阳气、散寒通络、回阳救逆的功效。具体做法是：将双手掌心相对，用力摩擦数次后，将发热的掌心紧贴在神阙穴上，每次约 15 ~ 20 分钟，每日 1 次。

（五）冬季按摩穴位强健肾脏

1. 涌泉穴

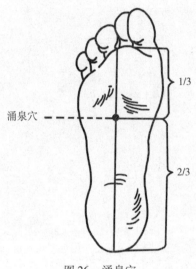

图 26　涌泉穴

涌泉穴是足少阴肾经的起始穴位。大概位于足底部，脚底中线前三分之一交点处，即当脚屈趾时，脚底前的凹陷处。如果常常对此穴位进行按摩，可以很好地激发肾经的经气，活络肾经经络，调和改善肾经的气血运行，进而营养肾脏，强健肾脏，使被按摩者肾精充足，肾阳温煦功能得到加强，精力充沛。具体做法是：用拇指或者食指的远端在涌泉穴的位置上来回进行摩擦和上下按压，每日 100 次适宜。

2. 太溪穴

太溪穴位于脚内踝缘的凹陷处。它是汇聚肾经元气的原穴，它的主要功效是滋阴益肾，壮阳强腰。而且古人将太溪穴视为"回阳九穴之一"，认为太溪穴有很好的回阳救逆的功用。经常按摩此穴位，可以增强肾功能，壮肾阳。具体的做法是：用手的拇指指腹在太溪穴部位进行上下按压和左右的摩擦，每次大约 5 – 6 分钟即可。

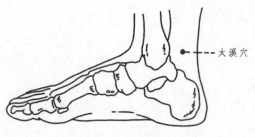

太溪穴

图 27　太溪穴

3. 腰眼穴

腰眼穴属于经外奇穴的范畴，位于腰部第 4 腰椎棘突下，旁开约 3.5 寸的凹陷处。腰眼穴位于"带脉"的部位，是肾脏所在位置的投影。长期坚持按压摩擦可以起到补肾强肾的作用。具体的做法是：被按摩者坐直背对按摩者。按摩者左手扶住被按摩者的腰背部，右手握拳，此时右手拳眼部高高隆起，将其用力贴于穴位上，然后拳眼部发力，在穴位上摩擦旋转，要使被按摩者有种酸胀的感觉，大概按摩 5 分钟。或者右手握拳，由手腕部发力，用拳眼直接用力叩击腰眼穴，反复叩击大概 30 次。

（六）刺激头皮预防脑缺血

冬季天气寒冷，人体的血管大多都处于一种自我保护的紧缩状态，同时头部远离心脏部位，供血会受到天气和高度的双重影响，对于老年人来说，冬季是脑血管疾病的高发季节。在实际生活中我们可以采取"刺激头皮的方法"来预防头部血管疾病的发生。具体的做法是：手指屈曲成鹰钩嘴状，将五指的指腹紧贴于头皮上，从额头部位往脑后似梳子一般梳理头发，前后头发梳理完毕后，再以相同的手法梳理头部侧面的头发，每日梳理 60 次，分两次进行。然后双掌按摩头皮 20 次。此法可以促进脑部血循环、预防脑血管疾病的发生。

六、冬季养生禁忌

（一）饮食禁忌

1. 冬季不可盲目补虚

《黄帝内经》言明"春夏养阳、秋冬养阴"，冬季养生需要侧重于固护阳气，收敛阴精，是进补的好时节。但是冬季也并不全是凡虚就补。人体的虚有若干种，可分为阴虚、阳虚、气虚和血虚。在饮食进补之前，需要经过辩证，认真的甄别人体虚损的属性，才可以有针对性地进补益。而且在补益之前还需要辨别疾病的标本先后，"急则治其标，缓则治其本"，如果有外邪的存在，那么显然应先解表祛邪，不可盲目进补，以防邪气留恋。

2. 冬季进补忌以药代食

冬季进补，主要指的是以食用有补益价值的食物来补益身体。食补是以补养为主，治疗为辅，一般而言食补的力道较轻，也无副作用。而补药的特点是既可治病，又可滋补，但"是药三分毒"，在使用药补时要谨慎对待。冬季进补忌以药代食。食补所用的药物均应是可以直接食用的食物，服用安全，没有毒性的担忧[11]。

3. 冬季老年人忌凡补必肉

肉类食物本身就是有血有肉之品，此类食材是是补益气血的不二选择，尤其适合在冬季天气寒冷，人体热量消耗很大的情况下进补。但是使用肉类补益气血并非所有人群都适合，老年人和婴幼儿并不提倡凡补必肉。原因在于，过量的肉类食品对于老年人的肠胃功能而言，是一种比较大的负担。而婴幼儿的胃肠道发育尚未完全，过量的肉类会导致婴幼儿出现饮食积滞的现象。所以老年人和婴幼儿在冬季进补时，不可过于依赖肉类食物，进补也应该以清淡饮食为要，适量搭配蔬菜食物。

4. 冬季服补药忌掺酒

冬季进补，人们往往不仅仅满足于一般的食材，许多人还会选择进服名贵的补药，诸如人参、鹿茸等。这些补药本身就属于中医辛热燥的性质，适合虚象非常明显的患者进补。如若在进补这类辛热燥的补药的同时再掺入酒类，就非常容易产生很多身体的不适。例如：出现大量鼻血、心跳过速、血压骤然升高、头晕，甚至是狂躁不安、呼吸急迫等，严重者甚至会危及生命安全。所以在冬季进补时，大辛大热的补药切忌不可与酒掺和一起服用[12]。

（二）自我按摩禁忌

人的身体上有十数条经络，数百个穴位，每个穴位都有其特定的功效。按摩身体上的穴位能减轻许多身体的不适，防治很多疾病，但也存在一些特殊情况是不适合做按摩的。比如说身体已经有某些开放性的软组织损伤，皮肤有外伤性出血、溃疡性病变或者皮肤烫伤等，以及年老体弱、久病体虚、过饥过饱、强烈运动后，神识意识不清晰者等人群就不适合自我穴位按摩。另外，怀孕三个月以上的孕妇不适合按摩腰骶部、腹部等部位。

七、冬季常用中成药

冬季选用中成药进补，方法较服用汤药简便易行，效果切确。如果能够根据个人体质和机体气、血、阴、阳的不同盛衰进行对症补益的话，就能够获得民间常说的"冬令进补，开春打虎"的良好效果。现介绍几种冬季常见的补益类中成药。

1. 气虚体质

气虚体质的人群有一类比较明显的特点：不能胜任体力劳动，活动量稍微加大就很容易出现喘气、憋闷、大汗淋漓的表现，常常在冬季容易比常人出现更多次的感冒，也常伴有脾胃消化不良等症。属于此类型的患者，可以选用经典中成药"四君子丸"，主要成分为：党参、炒白术、茯苓、炙甘草。具有益气健脾的功效。

2. 血虚体质

血虚体质的人群主要表现有面色淡白或萎黄，唇舌爪甲色淡，头晕眼花，心悸多梦，手足发麻，妇女月经量少、色淡、后期或经闭，脉细等症，多见于女性。属于此类型的患者，可以选用"当归补血膏"（糖浆剂），主要成分为：当归、黄芪。具有补气养血的功效。

3. 阳虚体质

阳虚体质的人群主要表现有面色苍白，气息微弱，体倦嗜卧，畏寒肢冷，或有小便清长，肢体浮肿，舌淡胖嫩边有齿痕，苔淡白，脉沉微无力等症，多见于老年人。属于此类型的患者，可以选用"金匮肾气丸"，主要成分为：地黄、山药、山茱萸、茯苓、牡丹皮、泽泻、桂枝、附子、牛膝、车前子。具有温补肾阳，化气行水的功效。

4. 阴虚体质

阴虚体质的人群常出现阴液不足和阴虚生内热证候，主要表现有：形体消瘦，口燥咽干，两颧潮红，手足心热，潮热盗汗，烦躁不宁，心烦易怒，口干，舌干红、少苔，甚至光滑无苔等症。属于此类型的患者，可以选用"六味地黄丸"，主要成分为：熟地黄、酒萸肉、牡丹皮、山药、茯苓、泽泻。具有滋补肾阴的功效。

八、冬季常见多发病的防治

冬季是一年四季中平均气温最低的季节，冷空气会对机体的多个组织、器官造成不利影响，刺激诸如血液循环系统、呼吸系统等，所以冬季也是多种流行性和慢性疾病的高发季节。

（一）呼吸系统疾病

1. 流行性感冒

流行性感冒在冬季也有大爆发。美国俄勒冈州立大学研究发现，流感病毒在绝对湿度低的条件下最易存活，而一年中的冬季是绝对湿度相对低的季节；流感病毒较难存活于高温环境下，气温越高，流感病毒的存活时间就越短；在强紫外线的照射下，流感病毒特别容易裂解、死亡。

防治措施：首先，由于冬季气候寒冷，人们多选择待在温暖的房间内活动，人与人之间的接触增多，很容易导致空气的不流通。如果室内有流感患者，那么流感病毒极易在室内传播，进而流传开来。要降低流感的爆发几率就需要勤开窗户，让室内外的空气加快流通，最好做到每一个小时能够通风一次。其次，要避免接触流感传染源，尽量少去人流多的公共场所，例如火车站、医院等。注意个人卫生，勤洗手，在人流量大的场所佩戴口罩。此外，要增强自身身体素质，多进行运动锻炼，参加户外运动，提高自身的免疫能力，多饮水，补充富含维生素 C 类的水果、蔬菜。如果周围环境已经出现了流行性感冒的爆发情况，还应尽早去卫生服务站或者综合医院注射流感疫苗，有效的预防流感（详细内容请参照春季养生）。

2. 慢性支气管炎

慢性支气管炎是一类非常常见的呼吸系统疾病，可以由空气污染、抽烟、感染、过敏等因素引起。其基本症状表现为病程长，一般为连续发病两年以上，每次持续三个月以上的长期咳嗽、咯痰，病理特点是支气管粘膜增生，黏液分泌增多。本病好发于冬季，冬季气温低，当机体呼吸时，冷空气会刺激纤毛，减弱纤毛运动，收缩毛细血管，痉挛气道平滑肌，使支气管粘膜的血液循环发生障碍，甚至促使粘膜分泌大量黏液，阻塞气道，导致呼吸不畅，从而诱发慢性支气管炎。易患病人群集中于烟民、患有呼吸疾病史的老年人以及免疫力低下者。慢性支气管炎病情迁延，如果不加以治疗控制，常常会演变成严重疾病，例如肺气肿、哮喘、肺衰竭、甚至影响到心功能，发展为肺心病。在冬季，尤其要注意预防本病的发生。

防治措施：第一，烟民需要坚决减少抽烟的频率，尽量做到少抽烟，不抽烟。因为香烟中含有焦油、尼古丁、二恶英、一氧化碳等有毒物质，这些物质能够抑制呼吸道粘膜上皮细胞的纤维运动，刺激杯状细胞大量分泌痰液，并使气道痉挛，从而诱发慢性气管炎。而且冬天时城市雾霾比较严重，要尽量远离空气污染的区域。第二，预防感冒、肺炎。病毒和病菌继发感染是引起慢性支气管炎的重要原因。所以要预防慢性支气管炎首先要先减少外来寒冷刺激，防寒保暖，加强个人运动，增强免疫力，预防感冒和肺炎的发生。第三，慢性喘息性支气管炎往往都有过敏史，诸多过敏原例如尘螨、寄生虫、花粉、刺激性气体等均有可能引发喘息性支气管炎，所以预防慢性支气管炎也要尽量远离这些过敏原。第四，饮食清淡，尤忌辛辣荤腥腻，少喝酒多饮清茶。

3. 支气管哮喘

支气管哮喘是冬季最为常见的一种呼吸道疾病，其基本临床症状表现为反复发作的喘息、气促、胸闷或咳嗽等症状，多在夜间或凌晨发生，常伴有广泛而多变的通气受限。病情严重者，患者异常难受，气息不接续，喘息不能平卧。这是严重影响人体生命健康的一类疾病。在受到冷空气或者雾霾、污浊空气刺激后，病人特别容易被引发哮喘；而且哮喘是一种过敏性疾病，花粉、尘螨、动物的毛发、化学刺激气体等均可诱发；过于剧烈的运动后，有哮喘病史的患者容易发生哮喘。

防治措施：第一，冬季做好防寒保暖工作，多穿衣物，最好佩戴口罩，尽量减少冷空气对咽喉和鼻粘膜的直接刺激，减少冷空气诱发哮喘。第二，自身有过敏史的患者要时刻注意避开可能引发哮喘的花粉、香水，尽量不养宠物，不入住还残留化学气味的新装修房间，降低诱发哮喘的概率。第三，严禁抽烟饮酒。第四，有哮喘患病史的患者要注意合理运动，不能在冬季进行过于剧烈的运动。第五，对于哮喘发作较为频繁的患者，要在身上常备喷雾剂，例如布地奈德气雾剂，在哮喘发作时，及时使用，降低哮喘引发的生命危险。

（二）心脑血管疾病

冬季要非常警惕心脑血管疾病的发生，心脑血管疾病包括常见的冠心病、冠状动脉粥样硬化、心绞痛、心律不齐、心梗、脑缺血、脑梗、脑中风等。心脑血管疾病对人体身体健康产生的危害很大，需要提高重视。由于冬天气温的寒冷，心脑血管受到寒冷刺激后会产生收缩和痉挛，导致血流加快，升高血压，并容易导致血管栓塞。心脑血管疾病的主要临床表现有：心慌、心悸、胸闷痛、头晕乏力、恶心、呕吐，或者出现突然半身不遂、偏瘫、肢体感觉障碍、眩晕、平衡感能力降低、耳鸣等症状。

防治措施：第一，冬季寒冷时要多穿衣物，保证身体不被寒邪侵犯，减少寒冷对机体的刺激，注意保暖。第二，研究表明"高血压、高血脂"是导致心脑血管疾病的关键因素，血压长期过高，很容易加重心脏负担。血脂过多，极易在血管内壁分叉处造成沉淀，久之导致血管粥样硬化。所以冬季预防心脑血管疾病需要积极控制血压和血脂。第三，坚持锻炼身体，加快身体的新陈代谢速率，增强心脏的泵血能力，预防心脑血管疾病。第四，饮食清淡。虽然冬季宜进补，但对于患有心脑血管疾病史的患者而言，饮食切不可过于进食肥甘厚味。肥甘厚味食物中的脂类和胆固醇类含量比较高，对于原本就患有心脑血管疾病史的患者而言，特别容易导致血液中产生血栓，并升高血压和血脂，进而对心脑血管产生严重威胁。常食用膳食纤维丰富的五谷杂粮、蔬菜类食物能够很好的降低醇类物质，起到预防心脑血管疾病的作用。

（三）消化系统疾病

胃肠道疾病也属于冬季的高发病之一，其中常见的有胃溃疡、胃炎和急性消化道出血等病。如果腹部受到强烈的寒冷刺激，很容易出现胃肠道的痉挛，出现胃痛、小腹冷痛，甚至反酸、呕吐等症状。另外因为天气寒冷，许多人都有冬季饮酒驱寒和大量进补的习惯，而且比较多的是偏重于温补类的牛羊肉。涮火锅是冬季里全国人民最为喜欢的烹饪方式。但这种饮食习惯会大大的加重胃肠道的消化负担，过烫的食物很容易诱发消化道的急性出血。

预防措施：第一：尤其注意腹部的防寒保暖，若条件允许，体质较弱的女性还可以在腹部放置暖水袋。第二：减轻胃肠道的负担，减少高脂、高热量食物的摄入，多食用蔬菜类食物。避免菜肴过辣过烫，减少对食道及胃肠道粘膜的刺激。第三，不过量饮酒，防止发生急性消化道出血。

（四）皮肤疾病

人的皮肤最容易受到寒冷和干燥的影响，皮肤瘙痒症、皮肤皲裂等常常在冬季时找上门。冬季干燥的气候，特别容易让需要水分的皮肤变得干燥，使缺水的皮肤产生裂纹，这时候外来的刺激很轻易地就能与暴露在外的神经接触，从而引起皮肤瘙痒。干燥寒冷的环境可以明显减少汗腺的分泌，使皮肤逐渐变得干脆、增厚、没有弹性，如果此时外界施与较大的牵拉，就容易发生皮肤皲裂。

防治措施：第一，做好防寒保暖措施，将躯体和四肢尽量覆盖在衣物下，尽量减少皮肤受到的寒冷刺激。第二，在室内生活工作时，可以使用加湿器，增加空气中的湿度，缓解皮肤缺水的状况。第三，要尽量避免食用辛辣刺激性的食物，例如辣椒、虾蟹、牛羊肉类，这些辛辣刺激性的食物会加重皮肤瘙痒。第四，中药泡澡，百部、苦参等中草药可以很好地缓解皮肤瘙痒的症状。

（六）骨关节疾病

骨关节疾病是指包括退行性关节炎、骨质增生、风湿性关节炎、类风湿性关节炎、股骨头坏死等各类骨关节疾病。中医称其为"痹"证。本病好发于中老年朋友的负重大关节。冬季天气寒冷，昼夜温差和室内外温差大，是本类病的高发季节。

防治措施：1. 冬季减少户外活动，注意身体的保暖。2. 坚持适量体育锻炼，避免长时间站立或行走。3. 注意饮食营养的平衡，多食鲜奶、酸奶、豆浆、豆腐等，多食紫菜、海带、鱼、虾等海鲜类。必要时，适量补充钙剂，如葡萄糖酸钙等。4. 可结合热敷、红外线、针灸、推拿等局部理疗。5. 严重者要及时就医。

（陈诚，王永强，沈红涛，刘仁慧，杨铮，王蕾，段延萍）

附：主要参考文献

1. 田德禄. 中医内科学. 人民卫生出版社，2002.

2. 李剑颖. 冬季常见传染病的防治［J］. 中华养生保健，2012，(11)：47-48.

3. 姚银生. 冬季起居生活保健［J］. 现代养生，2010，(2)：15.

4. 宁蔚夏. 冬天情志的调养［J］. 家庭医药，2010，(12)：61.

5. 王洁. 冬季养生话运动［J］. 保健医苑，2009，(12)：16-18.

6. 张国玺. 中国传统养生保健方法之二：起居养生法：第五次全国中西医结合养生学与康复医学学术研讨会［C］. 福建厦门，2006.

7. 薛晓林. 冬季养生食疗法［M］. 中国医药科技出版社，2005.

8. 黄至杰. 冬季养生食谱［M］. 科学技术文献出版社，2005.

9. 宁香. 冬季保健食谱［M］. 宁夏人民出版社，2006.

10. 张学沛. 中华养生旨要. 山西科学技术出版社，2008.

11. 胡献国. 冬令进补成药宜［J］. 祝您健康，2006，(2)：35.

12. 王晓东. 冬季进补禁忌［J］. 药物与人，2013，(12)：74.

结语

综上所述，自然界是万物包括我们人类栖身的场所，春夏秋冬四季的变化，让我们的生活更加丰富多彩，色彩斑斓。我们应该感谢大自然对人类的恩惠，保护自然不要破坏自然。根据四季气候变化，通过从精神、起居、饮食、运动等方面综合调理，提高机体适应能力，力争机体内外和谐统一，"顺四时而适寒暑"，"春夏养阳，秋冬养阴"，这是四季养生的根本法则。另外，积极响应国家号召，低碳生活，争取让我们的天更蓝，山更绿，水更清。让大家都明白一个道理，保护自然就是保护生命，爱护自然就是爱护我们自己。

附：主要参考书

马烈光. 中医养生学［M］. 北京：中国中医药出版社，2012，8.

周俭. 中医营养学［M］. 北京：中国中医药出版社，2012，10.

谢梦洲. 中医药膳学［M］. 北京：中国中医药出版社，2013，1.

许彦来. 二十四节气知识［M］. 天津：天津科学技术出版社，2013，1.

王增. 四季养生保健宜忌全书［M］. 北京：北京出版社，2006.1.